中西医结合诊疗手册系列丛书

# 中西医结合
# 消化内科临床手册

朱生樑　王晓素　主编



科学出版社
北京

# 内 容 简 介

本书以消化内科常见病的中西医结合治疗为主，内容主要包括消化系统常见疾病的定义、诊断要点（临床表现、辅助检查）、鉴别诊断、治疗等。它系统地将消化系统常见疾病的具体治疗方法进行总结。不仅对西医诊疗方法进行阐述，而且对中医中具有独特经验的治疗方法和临床辨证论治进行总结和归纳。内容简洁、实用性强、接受度较高。

本书可供消化内科相关的临床医师、规范化培训医师、医学生等参考使用。

**图书在版编目(CIP)数据**

中西医结合消化内科临床手册/朱生樑，王晓素主编.
—北京：科学出版社，2016.9
（中西医结合诊疗手册系列丛书）
ISBN 978-7-03-049944-8

Ⅰ.①中… Ⅱ.①朱… ②王… Ⅲ.①消化系统疾病—中西医结合疗法—手册 Ⅳ.①R570.5-62

中国版本图书馆CIP数据核字(2016)第225751号

责任编辑：潘志坚 陆纯燕
责任印制：谭宏宇 / 封面设计：殷 靓

科学出版社 出版
北京东黄城根北街16号
邮政编码：100717
http：//www.sciencep.com
南京展望文化发展有限公司排版
江苏省句容市排印厂印刷
科学出版社发行 各地新华书店经销

*

2016年9月第 一 版 开本：787×1092 1/32
2016年9月第一次印刷 印张：9½
字数：239 000

**定价：46.00元**

（如有印装质量问题，我社负责调换）

# 《中西医结合消化内科临床手册》编辑委员会

主　　编　朱生樑　王晓素

副 主 编　孙永顺　周秉舵　李　黎　王宏伟

编　　委（按姓氏笔画排序）

王　轶　王宏伟　王晓素　方盛泉
孔　婧　邓玉海　朱生樑　刘春芳
闫秀丽　汤　瑾　孙　吉　孙永顺
李　英　李　黎　李海燕　李富龙
张秀莲　尚莹莹　周　赟　周秉舵
徐亭亭　郭召平　黄　瑶　黄天生
曹会杰　程艳梅

# 序

内科消化系统疾病多为常见病、多发病，提高消化系统疾病的诊治水平对保障患者的健康，改善患者的生活质量具有重要意义。近年来，随着科学技术的发展，内科消化系统疾病在对病因和病理机制的认识，检查诊断的手段，以及药物和非药物的治疗等方面都取得重大进展，疾病防治水平有了很大提高，但离患者日益增长的医疗需求还有不小差距。许多常见病的疗效有待进一步提高，一些疑难病症还有待攻克。在这样的背景下，充分挖掘中医药伟大宝库，实行中西医结合优势互补，既是医学科学发展的必然趋势，也是发扬医学人文精神的体现。在中医理论中，消化系统疾病大多属于脾胃病的范畴，由于中医理论的整体观念，这些疾病以脾胃为主又不局限于脾胃，和肝、胆、肾，乃至心、肺都有密切联系，气血津液，外感六淫，内伤七情都会影响脾胃功能。因此中医对消化系统疾病既有独特的理论阐述，又有丰富的临床实践，是中医临床具有较大优势的一个专科，可为中西医结合消化病学的发展提供有力支撑。在中西医结合医学的发展过程中，消化系统疾病的中西医结合研究占有重要一席。在基础理论方面，脾虚证与肾虚证是藏象学说研究领域最早开展并取得丰硕成果的项目。在临床研究中，消化道出血，胃食管反流病，溃疡病，肠易激综合征，炎症性肠病，胆囊炎，胆石症，急、慢性肝炎，肝纤维化以及多种消化道肿瘤等都通过中西医结合的优势互补明显提高了疗效。

目前消化系统疾病诊治类出版物，以诊疗常规与内科手册之类颇受临床医师之欢迎，但内容多限于西医诊疗，仅少数涉及中医诊疗；至于高质量的具有中西医结合特点，能反映中西医结合进展，彰显中西医结合优势并能启迪中西医结合思路的消化病诊治出版物，更是寥寥无几，远远不能满足中西医结合、中医药专业的临床医生的需求。

本书主编朱生樑教授长期担任上海中医药大学附属岳阳中西医结合医院消化内科主任。上海中医药大学附属岳阳中西医结合医院是国内最大的中西医结合医院，消化内科是国家中医药管理局“十一五”“十二五”重点脾胃病专科，海派中医丁氏内科陈存仁学术思想研究基地。

在吸纳现代医学发展成果和秉持传统中医的基础上，坚持走中西医结合的道路。朱生樑教授作为学科带头人，是一位资深的消化病专家，在中医、西医两方面都有很高的学术造诣。

此次由朱生樑教授领衔主编的《中西医结合消化内科临床手册》，是一册颇具特色的临床工具书。该书的主体部分以消化内科常见病的中西医结合治疗为主，内容包括消化系统常见疾病的定义、诊断要点（临床表现、辅助检查）、鉴别诊断、治疗（中医治疗、西医治疗）等。在系统介绍消化系统常见疾病规范治疗及最新进展的同时，对疾病的中医辨证论治规律和独特治疗经验的也作了总结和归纳。书中还介绍了消化病的常用诊疗技术，如鼻饲术、胃肠减压术、洗胃术等，并融入了中医特色诊疗技术，如针灸、推拿、中药灌肠、耳穴治疗、中药外敷等在消化系统疾病中的应用。该书除了按照国际疾病分类(ICD)的现代疾病分类逐一论述疾病诊治外，还从中医的“病症”角度来论述疾病的治疗。这样编写的最大优点，是让读者在掌握消化疾病现代医学的最新进展和中西医结合最新成果的同时，可以更加深入和全面地理解中医药在消化系统疾病诊治理论的同时，具备实践优势，启迪读者的中西医结合思路。

我有幸为此书作序，并将之热忱推荐给广大医师与中西医结合爱好者，相信该书一定能够进一步推动我国消化内科中西医结合的研究与临床诊疗水平。

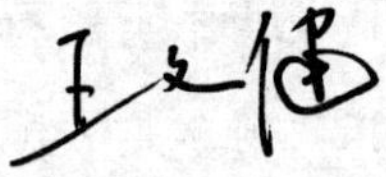

2016.7.18

# 目　录

# 第一章

# 常见诊疗技术

# 第一节 鼻饲术

## 一、适应证

胃肠功能正常而不能经口进食或给药的患者。

## 二、禁忌证

食管严重狭窄或阻塞、食管手术后患者。

## 三、术前准备

1. 物品准备　弯盘、胃管、纱布、血管钳、液状石蜡、注射器、治疗碗、胶布、镊子、棉签、别针、温水、听诊器、治疗巾。

2. 医务人员准备　着装规范整洁，戴口罩帽子。

3. 患者准备　嘱患者平卧位或半卧位，核对患者信息，监测血压、心率，排除操作禁忌证，并向患者解释操作目的及注意事项，如尽量避免咳嗽，消除紧张感。

## 四、操作流程

1. 操作前准备　① 用湿棉签清洁所选择的鼻腔。② 检查胃管，测量插入胃管的长度并做好标记。③ 用液状石蜡润滑胃管。

2. 操作方法　① 将胃管缠于左手，可用血管钳夹闭胃管末端，右手执胃管尖端，嘱患者放松，轻轻将胃管尖端插入患者鼻腔。当胃管插入 10～15 cm 时，嘱患者做吞咽动作，快速插入通过咽部，边咽边插。② 送入胃管 45～55 cm 至胃内(发际至剑突的长度)。③ 松开血管钳，用注射器抽吸胃液，检查胃管是否在胃内，或用听诊器听气过水声。④ 若有持续咳呛，或将胃管末端放入盛有冷开水治疗碗中看有无气泡，排除置入气管。⑤ 用胶布固定胃管于鼻尖及耳垂部，并用别针固定。⑥ 根据医嘱给予胃肠内营养或者药物。

3. 操作后注意 ① 留置胃管后嘱患者静卧，监测血压、心率，告诉患者及其家属如有不适应立即通知医务人员。② 整理物品，处理污物。

**五、注意事项**

(1) 鼻饲前判定胃管确在胃内，鼻饲时宜将头及躯干略抬高，鼻饲后尽量不要搬动患者，以免引起呕吐。

(2) 每次取下注射器后，需夹闭胃管外口，以免胃内容物流出及空气进入。

(3) 间断鼻饲者，每次注入量 200～300 mL，间隔时间≥2 小时。

(4) 长期鼻饲者，定期更换胃管，并由另一鼻孔插入鼻饲管。

# 第二节 胃肠减压术

**一、适应证**

急性胃扩张，胃与十二指肠穿孔，急性胰腺炎，腹部手术后，肠梗阻患者。

**二、禁忌证**

食管狭窄，严重的食管静脉曲张，严重的心肺功能不全、支气管哮喘患者。

**三、术前准备**

检查引流管是否通畅，备减压抽吸装置（如没有，可用注射器代替），其余准备参照“鼻饲术”。

**四、操作方法**

按常规方法插胃管，插入长度 50～75 cm，将引流管接减压抽吸装置，低压抽吸。

**五、注意事项**

保持减压管通畅，定期用温开水冲洗，减压管防止扭曲、打折、受压。每日记录吸出物的量与性状，并做好口腔护理。如经引流管注入药物，需在注入后夹闭引流管 1～2 小时，以免药物被吸出。

# 第三节 洗 胃 术

## 一、适应证

洗胃术是为了清除胃内毒物或刺激物，避免毒物吸收，以达到解毒的目的。洗胃术还可用于某些手术或检查前的准备。

## 二、禁忌证

(1) 吞服强腐蚀性物品者，插管可能引起穿孔。

(2) 消化性溃疡、食管阻塞、食管胃底静脉曲张等一般不洗胃。

(3) 昏迷患者洗胃易导致吸入性胃炎；惊厥患者洗胃可能诱发惊厥，因此，禁用。

## 三、操作方法

1. *口服催吐法* 适用于清醒而能配合的患者。嘱患者自饮大量灌洗液，即可引起呕吐。不易吐出时，可用压舌板压其舌根部引起呕吐，如此反复进行，直至吐出的灌洗液清晰无味为止。

2. *胃管洗胃法* 置管方法参照“鼻饲术”，一般插入长度50 cm左右在胃内即可。先留取胃液送检，再吸尽胃内容物。洗胃时，患者取左侧头低卧位并转向一侧，洗胃溶液可选用温开水或等渗溶液，待毒物性质明确后，再采用对抗剂洗胃。每次注入的洗胃液在200～250 mL 为宜，总量可达 5～8 L。

## 四、注意事项

(1) 洗胃是中毒抢救措施的一部分，应统筹安排。在不明毒物的种类时，忌用解毒剂。

(2) 在洗胃过程中应随时观察患者血压、脉搏、呼吸变化。如患者感觉腹痛，流出血性灌洗液或出现休克现象，应立即停止操作，并进行处理。

（3）灌入量与吸出量要基本相符，每次灌洗液的量不能过多，灌入量过多可引起急性胃扩张，使胃内压上升，增加毒物吸收；突然胃扩张易兴奋迷走神经，严重时可发生心率减慢或骤停，故心肺疾病患者，更应慎重。

# 第四节 肛管排气术

**一、适应证**

各种原因的肠胀气或乙状结肠闭襻扭转等患者。

**二、禁忌证**

神志不清或不能配合者，腐蚀性食管炎症或严重的食管静脉曲张患者。

**三、操作方法**

患者取左侧卧位，在肛管前端涂润滑剂，将肛管轻插入直肠内10 cm左右，肛管外端敞开或接水封瓶。

**四、注意事项**

肛管排气的效果一般欠佳，应积极治疗原发病。

# 第五节 灌肠术

## 一、非保留灌肠

1. 适应证 ① 协助排便。② 清洁肠道，用于乙状结肠显微镜检查(镜检)、腹部X线检查及手术前准备。

2. 灌肠液

(1) 一般情况可使用温开水。生理盐水适用于各种需要灌肠的患者。肥皂水常用于排便灌肠，但若存在肝性脑病先兆时应避免使用碱性液体。

(2) 一般成人排便灌肠600～1 000 mL为宜，清洁灌肠需用上述量的2～3倍。体弱、病重或有肠道病变者用量宜小。灌肠液温度在40～42℃。

(3) 将灌肠液注入灌肠容器内备用。

3. 操作方法

(1) 患者取侧卧位，双膝屈曲，暴露肛门。

(2) 肛管前端涂润滑剂，排除管内空气后禁止灌肠液流出，将肛管徐徐插入肛门内6～10 cm。

(3) 固定肛管，使灌肠液徐徐流入肠内，灌肠容器离床的高度一般在45～70 cm。当患者感觉腹胀时可减慢灌入速度或暂停。

(4) 灌肠液灌完后，拔出肛管，患者转为平卧位，经5～15分钟后可排便。如需清洁高位结肠，灌液可先取右侧卧位，10～15分钟后再转左侧卧位，然后排便。

(5) 清洁灌肠者，可按上述步骤连续灌洗2～3次，直至洗净为止。

## 二、保留灌肠

主要为经直肠给药，灌肠前尽量保持直肠清洁。

(1) 准备灌肠药液与容器。

(2) 患者取仰卧位，双膝屈曲，抬高臀部。

(3) 肛管前端涂润滑剂，排除管内空气后将肛管插入肛门内10～15 cm，使药液徐徐灌入直肠。药液灌完后，捏紧肛管，徐徐拔出，嘱患者静卧，两腿并拢，勿使药液排出。

(4) 保留灌肠液大于 200 mL 时，宜采用滴管注入法，速度每分钟不超过 70～90 滴。

# 第六节 介入治疗

## 一、分类

(1) 血管内介入治疗。

(2) 非血管介入治疗。

## 二、常见消化系统疾病介入治疗

1. 肝癌、肝血管瘤的介入治疗 ① 经导管肝动脉化疗栓塞术(TACE)。② 无水酒精瘤内注射法。③ 射频消融治疗。④ 粒子植入术。

2. 血管性疾病的介入治疗 包括动脉血管介入治疗(如超选择性动脉栓塞、动脉血管成形及支架植入、动脉栓塞溶栓灌注治疗)与静脉血管介入治疗(如超选择性静脉栓塞、静脉支架植入)。

(1) 肝硬化并发门脉高压、食管胃底静脉曲张：经颈静脉肝内门腔静脉支架分流术(TIPS),经皮经肝食管静脉栓塞疗法(TPO)。

(2) 脾功能亢进：脾动脉栓塞。

(3) 消化道动脉性出血：选择性动脉栓塞。

(4) Budd-chiari 综合征(布-加综合征)：球囊扩张、支架植入。

3. 腔道性疾病的介入治疗

(1) 食管梗阻,贲门失弛缓,瘘管形成：球囊扩张、支架植入。

(2) 胆管狭窄,梗阻性黄疸：经皮肝穿刺胆道引流(PTCD)、支架植入。

## 三、术前准备

(1) 向患者与家属做好解释工作,取得配合与理解。

(2) 完善术前检查。

（3）碘过敏试验检查。

（4）患者一般情况不佳予心电监护。

（5）通常采用局部麻醉，极度紧张与不能配合者采用全身麻醉，麻醉前做好患者访视与禁食。

**四、常见术后问题**

疼痛、出血、感染、体液不足、栓塞。

**五、术后护理**

卧床，制动，监测生命体征，穿刺部位按压，观察穿刺部位有无渗血及对症支持处理。

# 第七节 自身腹水浓缩回输术

**一、适应证**

肝硬化失代偿期与 Budd - Chiari 综合征导致的无感染性顽固性腹水患者。

**二、禁忌证**

(1) 感染性腹水、血性腹水或癌性腹水患者。

(2) 严重心肺功能不全、心律失常、近期有消化道出血及难以纠正的凝血功能障碍患者。

**三、术前准备**

术前进行相关生物化学、微生物与细胞学检查排除以上禁忌证,并准备器械如腹水超滤机等。

**四、回输方法**

(1) 嘱患者排空尿液,取半卧位,以左(或右)下腹脐与左(或右)髂前上棘连线外 1/3 处为穿刺点。

(2) 消毒皮肤、铺巾、局部麻醉后,用套管针穿刺至腹腔,拔出针芯见有腹水自行流出,将多孔硅胶管自套管针插入,拔出套管针,再将多孔硅胶管外端与超滤器连接。

(3) 腹水吸入泵内后经膜的超滤作用,清除水与晶体而保留分子量较大的蛋白质,再经去泡处理后,通过静脉回输。

(4) 操作过程中要注意调节超滤压与回输速度,总回输量控制在术前 24 小时尿量再加 500 mL。

(5) 回输结束后拔除导管,消毒,防止腹水外渗。

## 五、注意事项

(1) 术后观察患者体温、血压、脉搏、肺底有无啰音、腹部情况及尿量，防止电解质紊乱。

(2) 腹水浓缩回输前后检测凝血因子，注意发生弥散性血管内凝血(DIC)的可能。

# 第八节 三腔二囊管压迫止血术

## 一、适应证

利用三腔管的气囊压力，达到直接压迫止血的目的，主要适用于门静脉高压引起的食管胃底静脉曲张破裂出血而又不具备手术条件的患者。

## 二、禁忌证

冠状动脉粥样硬化性心脏病，高血压，心功能不全及神志不清患者。

## 三、术前准备

1. 器械　治疗盘、三腔二囊管、血管钳、镊子、弹簧夹、纱布、胶布、棉签、液状石蜡、50 mL 注射器、血压计、听诊器、牵引架、滑轮、0.5 kg 牵引物、蜡绳、剪刀。

2. 检查三腔二囊管　有 3 个管 2 个气囊，长 1 米，前端 1/3 处有一个圆形的“胃气囊”用以压迫胃底部，中 1/3 段有一个长圆形的“食管气囊”用以压迫食管下端，管头端有数个小孔用以吸引胃内容物或向胃内注入药物或液体，尾部有 3 根分开的接头管分别接通胃气囊、食管气囊及胃。管壁上有 45 cm、60 cm、65 cm 的标记，分别表示管头到贲门、胃及幽门的距离。向胃气囊注气 200～300 mL、食管气囊注气 100～200 mL，用弹簧夹夹住管口后检查气囊有无损坏、漏气或变形，充盈是否均匀。并可用血压计测定注气后气囊内压力。

3. 病情交代　使用三腔二囊管压迫止血的患者，往往出血量大，病情危险性较高，随时可能发生意外。而插入三腔二囊管压迫止血操作本身又有发生意外的可能，应向患者家属交代病情的严重性和该急救技术实施的必要性；并向患者及家属详细交代注意事项以取得配合，共同努力做好患者的解释工作，倍加安慰以稳定情绪，将有助于操作的顺利进行。

**四、操作方法**

(1) 患者取半卧位或头偏向一侧卧位，清洁鼻腔。

(2) 将气囊内空气抽尽，用液状石蜡润滑三腔二囊管前端与气囊外面，由鼻腔轻缓插入，嘱患者做深呼吸，达咽部时做吞咽动作。三腔二囊管插入 50～60 cm 处，经检查已达胃腔后抽出胃内积血，让患者取仰卧位。

(3) 用注射器向胃气囊内注气 120～200 mL，压力维持在 5.33～6.67 kPa(40～50 mmHg)，将血管钳夹住胃气囊外口，再将该管末端反折用弹簧夹夹紧，防止气体漏出。将蜡绳结扎在三腔二囊管尾端前 10～25 cm 处，向外牵拉三腔二囊管到有阻力为止。

(4) 用 0.5 kg 重牵引物通过滑轮牵引三腔二囊管，并固定于牵引架上，调整牵引架或床角高度，使牵引绳呈 45°，牵引物离地面约高 30 cm。

(5) 观察出血情况，若胃囊压迫后仍有出血，再向食管气囊注气 100～150 mL，压力维持在 4.67～6.00 kPa(35～45 mmHg)，压迫食管静脉，用弹簧夹夹闭食管囊端。

**五、注意事项**

(1) 三腔二囊管压迫时间一般不宜超过 72 小时。为防止食管胃底黏膜缺血坏死，插管 24 小时后应放松压力 10～15 分钟。如食管气囊注气则抽去囊内气体；如仅胃气囊注气，不必抽去囊内气体，只需放松牵引物，将三腔二囊管稍稍送入胃内少许即可。观察完毕后分别向胃气囊和食管气囊充气，充其量同前。

(2) 如出血停止 24 小时后，先按上述步骤放松三腔二囊管，观察 24 小时，如无继续出血，将三腔二囊管内气体全部抽出后拔管，拔管前口服液状石蜡，再缓慢拔管。

（3）三腔二囊管压迫期间应注意口腔与鼻腔护理，每日 2 次，向鼻腔内滴入少量液状石蜡。经常抽气胃内容物，如有新鲜血液，应作相应处理。并注意胃气囊有无破漏，严防胃气囊向外滑脱而堵塞咽喉部引起窒息。及时清除咽喉部分泌物，防止发生吸入性肺炎。

## 第九节 肠内营养、要素饮食

### 一、肠内营养

1. 适应证、禁忌证与注意事项 参照“鼻饲术”。

2. 操作方法 置管方法参照“鼻饲术”。小肠营养管放至十二指肠悬韧带(Treitz 韧带)下 10～15 cm,也可在术中放置空肠营养管。

3. 并发症

(1) 与插管有关的并发症,如鼻、咽、食管损伤。

(2) 腹泻,主要因吸收不良、高渗营养液、乳糖不耐受等。

(3) 倾倒综合征。

(4) 停止肠内营养后易导致低血糖。

### 二、要素饮食

由单体物质构成,主要成分包括葡萄糖、氨基酸、短肽类、脂肪、矿物质和维生素,经胃肠道给予,为人体提供必需的热量及营养物质,无需消化即可直接或接近直接吸收和利用。其特点为营养全面,构成成分明确,不含残渣或残渣极少,不含乳糖但口感差。

# 第十节 静脉营养

## 一、适应证

高代谢状态，幽门梗阻与肠梗阻，急性重度炎症性肠病，短肠综合征，大剂量放化疗后，轻度肝肾衰竭患者。

## 二、禁忌证

休克，重度败血症，重度心肺肝肾衰竭患者。

## 三、营养液配方

氮入量0.15～0.20 g/kg，热量24～32 kcal[①]/kg，脂肪∶糖＝0.4∶0.6或1∶1，包含一定比例的必需氨基酸、不饱和脂肪酸、电解质及微量元素，液体总量2 000 mL左右，根据尿量增减。

## 四、操作方法

1. 经外周静脉置管　如外周插入的中央导管(PICC)。

2. 中心静脉置管　如锁骨下静脉、颈内静脉、股静脉等。

## 五、并发症

1. 插管相关并发症　血气胸、静脉栓塞、空气栓塞、导管感染。

2. 代谢相关并发症　血糖异常、非酮症性高渗性昏迷、肝脂肪变性、高氯性代谢性酸中毒、血氨增高。

## 六、注意事项

(1) 注意静脉置管护理，规范消毒；较少应用股静脉；不可从置管内抽血；遇不明原因发热时，应考虑静脉置管感染的可能。

(2) 及时评估患者的营养状态，在营养师的指导下，根据需要给予。

---

① 1 kcal＝4.18 kJ

# 第十一节　食管胃底静脉曲张的内镜治疗

## 一、出血时急诊内镜注意事项

(1) 局部麻醉充分，如需镇静，药量应小。

(2) 防止误吸，采用头低侧卧位，意识不清者应行气管插管。

(3) 清洗食管内血液，注意食管下段 5 cm 区域。出血点多在曲张的静脉上，有时在曲张静脉间、侧面、齿状线附近、食管中段。

(4) 贲门至胃底出血，凝血块多时会妨碍视野，可应用大口径内镜吸引或右侧卧位。

## 二、出血时内镜治疗术

(1) 以术者熟练的手法首选内镜下注射硬化剂疗法(EIS)或内镜下食管静脉曲张套扎术(EVL)，安全起见可在内镜前置气囊行 EIS。

(2) EIS 见喷血时可用副气囊加压，在其远端行 EIS，然后再在出血点近口的一端进行 EIS。

(3) EVL 应先在喷血处套扎，然后在同一静脉远近两端处再套扎，其他曲张静脉在食管下部胃食管结合部套 2～3 点。

(4) 肝功能不良或预测有此可能者，EVL 为首选方法。

(5) EIS、EVL 都应在 1～2 周追加治疗。

## 三、胃底静脉曲张的内镜治疗方法

(1) 首选栓塞硬化疗法。

(2) 先吸生理盐水 1 mL，注射器向上再吸黏合剂，注射器内充满生理盐水，冲洗管腔。

（3）三明治夹心法，注射器内充满低黏度碘化油，连接 1～2 mL黏合剂，其后再连接 1～2 mL 碘化油注入。

（4）初次在出血处，4 周左右再治疗，直至消失。

**四、治疗后管理**

（1）术后卧床，禁食，维持输液，EIS 术后使用抗生素。

（2）预防结扎处出血，可服用凝血酶制剂。

（3）高热、胸痛应排除穿孔、纵隔炎，需进行 X 线或 CT 检查确诊。

（4）术后腹水加重时加用利尿药。

（5）复发或有出血征象时应再治疗。

# 第十二节　内镜下黏膜切除术

**一、适应证**

(1) 获取组织标本。

(2) 癌前病变的切除。

(3) 治疗消化道早癌(早期癌症)。

**二、禁忌证**

(1) 有胃肠镜检查的禁忌证。

(2) 凝血功能障碍,有出血倾向。

(3) 病变表面有明显溃疡或有疤痕。

**三、操作方法**

(1) 病灶范围确定。

(2) 局部注射:以高渗盐水或 1∶10 000 肾上腺素从病灶远端开始一点或多点注入,使病灶组织连同周围黏膜突起。

(3) 用圈套器套住隆起病变部位通电切除。

(4) 追加切除:切除后如见仍有残留应再注射并追加切除。若只残留很少边缘可用氩离子凝固术(APC)电灼补救。

(5) 切除底部观察:有无露出血管,有则应追加电凝;有无肌层断裂,有则注意穿孔可能,可用钛夹闭合。

(6) 回收标本:放入盐水,以防干燥,再将标本平敷固定,测量大小,最后放入固定液中。

**四、注意事项**

(1) 切除范围受限,一般在 2 cm 以内的病灶;超过 2 cm 要分次切除。

（2）若病理检查提示有黏膜下层浸润或为残留切除时，应进行外科手术治疗。

（3）病变切除后导致溃疡的处理原则与消化性溃疡的治疗相同。

（4）可能发生腹痛、出血、穿孔，应及时处理。

# 第十三节　内镜黏膜下剥离术

内镜黏膜下剥离术(ESD)为切开剥离切除的方法,在肿瘤边缘正常黏膜处切开后,从黏膜下层直接剥离,是一次性全病灶切除的方法。

## 一、优点

(1) 可用于治疗困难的部位、大的病灶及伴溃疡疤痕的病变,进行一次性切除。

(2) 一次性切除可进一步明确病理组织及评价根治性。

(3) 内镜治疗早期癌症,使患者生活质量高。

## 二、缺点

(1) 掌握技术难,培训时间长。

(2) 操作时间长,并发症多。

(3) 需熟悉各种器械性能,配合人员较多。

## 三、操作方法

(1) 标出切除范围：露出刀尖 1～2 mm,距病灶 3～5 mm 正常黏膜烧灼出白色标志点。

(2) 局部注射：以甘油果糖＋亚甲蓝＋肾上腺素局部注射,使预定的切除部隆起。

(3) 黏膜切开：露出刀尖 1～2 mm,轻压充分隆起正常部位切开。小病变整个隆起可一次全周切开剥离;大病变由于注射隆起变平宜每次切 2～3 cm 并行剥离术。

(4) 黏膜下层剥离：刀长无须变化,确认已切开黏膜肌层,沿切开线内侧剥离。一次剥离距离小时可行直视黏膜下分段通电剥离。一定要在隆起状态下剥离，补充注射混合液使黏膜下保持充分隆起。应用透明帽可避免切除组织片遮盖视野。切开剥离困难部位应提早加以预防解决。

(5) 剥离后处理：充分冲洗剥离面，有血管残端应行止血钳夹和电凝止血，切除后溃疡面喷洒黏膜保护剂。

(6) 切除标本拍照，明确标志全切干净。

**四、切除标本的处理**

(1) 回收。

(2) 清洗标本：用生理盐水冲洗掉黏液及血迹。

(3) 标本固定：标本充分伸开，以大头针在边缘部展开固定。

(4) 固定液：10%～20%甲醛(福尔马林)。

(5) 切片部位：以病灶部与断端最窄部位包括在内，每间隔2 mm进行切块，包埋，行大切片。

**五、术后处理**

(1) 禁食，内镜治疗后常规血液检查，腹部、胸部X线片检查确定有无穿孔。

(2) 术后抗生素与止血药的应用。

(3) 可给予上消化道ESD术后患者质子泵抑制剂。

**六、随访**

对癌前病变患者，在ESD术后第1年及第2年各行内镜检查1次，以后每3年连续随访1次。早期癌症ESD术后第3、6、12个月定期进行内镜随访，并做肿瘤指标和影像学检查。无残留或复发者术后每年连续随访1次；有残留或复发者视情况继续行内镜下治疗或追加外科手术切除，每3个月随访1次，病变完全清除后每年连续随访1次。

# 第十四节　食管狭窄扩张术

## 一、适应证

1. 恶性疾病　食管癌或贲门癌，可做姑息性扩张或支架前准备。

2. 良性疾病

（1）术后吻合口狭窄。

（2）经内镜黏膜切除术(EMR)、ESD治疗后瘢痕狭窄。

（3）溃疡病或炎症性疾病所致瘢痕狭窄。

（4）食管环/食管蹼。

（5）动力性狭窄，如贲门失弛缓症。

## 二、禁忌证

（1）不能合作的患者。

（2）全身状态极度不良者。

（3）导丝皆难通过的极度狭窄。

（4）与邻近脏器高度粘连或明显浸润者。

## 三、术前准备

（1）食管造影、内镜与病理检查，明确狭窄部位特点。

（2）完善知情同意，取得患者合作与家属理解。

（3）扩张前禁食。

（4）必要时备用镇静剂。

## 四、操作方法

操作方法包括探条扩张法与球囊扩张法。前者适用于非动力性狭窄；后者适用于动力性狭窄。

（1）内镜缓慢送至狭窄近端。

（2）活体组织检查（活检）孔道内注入润滑油。

（3）导丝经活检孔道边看边送越狭窄部，注意勿引起出血、穿孔，确认导丝已至胃腔远端。

（4）经活检孔道沿导丝插入扩张球囊导管，直视下送越狭窄部。

（5）分次缓慢扩张，扩张过程中注意观察患者疼痛反应。

（6）每周1～2次直至狭窄梗阻症状缓解。

**五、术后管理**

（1）禁食。

（2）密切观察病情，注意有无胸痛、发热、咳嗽等。

**六、并发症**

（1）穿孔：表现为扩张后持续不减的剧烈胸痛。对于大的穿孔需手术修补。

（2）感染：可由误吸或穿孔后继发感染所致，可予抗生素治疗，并适当引流。

（3）出血：扩张后内镜下观察有出血者，可局部喷洒药物止血。

（4）反流性食管炎：按抗反流处理，包括制酸剂、促动力药与黏膜保护剂的运用。

（5）狭窄再形成：抗反流治疗对预防或减轻再狭窄很重要。

# 第十五节 上消化道异物内镜取出术

**一、确定诊断**

(1) 向患者及家属或周围相关人员确认。

(2) 问清楚异物种类、大小、形状。

(3) 不穿透X线的异物要进行胸腹部X线检查确认。

(4) 能穿透X线的异物可进行胃气钡造影。

(5) 注意有无腹部游离气体、纵隔气肿。

**二、器械准备**

(1) 胃镜以前视镜较为方便,十二指肠降段异物宜采用十二指肠镜。

(2) 根据异物形状选择摘取所需物件。

(3) 回收钳:五爪型、网篮型、网兜。

(4) 把持钳:鳄鱼口形、V字形。

(5) 半月形圈套器。

(6) 透明帽。

(7) 外套管:防止撕拉食管及咽部。

**三、适应证**

对消化道黏膜有机械性或化学性损伤的固体形态物体。

**四、禁忌证**

(1) 异物已至小肠(小肠镜除外)。

(2) 异物不能经咽部取出者。

(3) 异物在同一部位停滞48小时以上,考虑取出后有穿孔可能者。

（4）已穿透出消化管以外的异物。

**五、术前准备**

（1）参照胃镜检查，必要时术前应用镇静剂。

（2）儿童，精神障碍、检查不合作者以及异物较大、嵌顿、锐利，易损伤食管黏膜者，可在静脉麻醉下进行。

**六、操作方法**

（1）长条形棒状异物：可用圈套器或爪钳取出。

（2）球形异物：用网篮型取石器或网兜取物器取出。

（3）长形锐利异物：在内镜头部固定橡皮保护套管，夹取异物时使异物的长轴与食管平行，使之进入橡皮保护套管内，慢慢退出胃镜。

（4）食物团块及胃内异物：可在内镜下将异物捣碎后用圈套器或爪钳取出，若异物呈糊状也可随胃肠道蠕动自然排出体外。

**七、注意事项**

（1）取出后需再进行内镜观察，确认有无黏膜损伤。

（2）取出后注意可能合并出血、溃疡，甚至穿孔。

（3）消化道穿孔常于异物取出后数小时至数日后出现，应严密观察。

（4）异物锐利且体积较大取出困难时，不必勉强用内镜试取，应行外科手术治疗。

# 第十六节　经内镜十二指肠乳头括约肌切开术

**一、适应证**

(1) 胆总管结石溶石、取石及碎石治疗。

(2) 良性乳头狭窄导致胆汁淤积。

(3) 胆道恶性狭窄需做胆肠引流。

(4) 急性化脓性胆管炎或急性胆源性胰腺炎需做紧急乳头切开引流。

(5) 胆道蛔虫症取出虫体。

**二、禁忌证**

(1) 参照内镜检查的禁忌证。

(2) 严重凝血功能障碍。

(3) 造影显示胆总管下端有 2 cm 以上狭窄。

**三、术前准备**

(1) 常规术前检查,备造影剂。

(2) 器械准备:十二指肠镜,高频电源发生器,十二指肠乳头切开刀,网篮型或气囊型取石器,鼻胆引流管,胆管支架及止血器械。

(3) 调试设备。

**四、操作方法**

(1) 进行诊断性经内镜逆行性胰胆管造影术(ERCP),明确胆管结构与病变情况,并置入导线。

(2) 将带有乳头切开刀的导管沿导线插入乳头进入胆总管,

注入造影剂确认电刀的位置后，可准备切开。

(3) 常使用退刀切开法：撤电刀钢丝直至 1/3 留在乳头内，拉紧钢丝，用混合电流切割。通过抬举钳和上、下按钮调节钢丝位置。切开方向在视野中乳头上方的乳头上皱襞（11～12 点钟方向），切割长度 10～20 mm 且不超过胆总管在十二指肠壁上的隆起范围。

(4) 电凝、电切指数通常分别选择混合电流 3.0～3.5，每次通电 1～3 秒。若电凝、电切时间（凝切时间）过长易引起局部严重充血水肿并诱发急性胰腺炎或胆管炎，应避免。

(5) 若治疗胆总管结石，在乳头括约肌被切开后，进行碎石治疗或插入取石器取石。一次取石未尽或取石困难，可置入内引流管或鼻胆管引流，1～2 周后再取。

**五、并发症**

出血，穿孔，急性胰腺炎，急性胆管炎。

**六、术后处理**

卧床，禁食，测量血压、脉搏，观察腹部情况，加用抗生素，术后 2 小时与次日早晨监测血淀粉酶。

# 第二章

# 中医特色诊疗技术

砭、针、灸、药、按跷和导引是中医六大传统医术。如今，中药外用法和砭、针、灸、按跷、导引等总称为“中医特色疗法”。而所谓中医特色疗法，简单来说，就是除口服中药汤剂以外还运用中医理论开展的诊疗方法，有狭义和广义之分。狭义的是指中医传统疗法，包括针刺疗法、灸法、推拿疗法、食物疗法、导引疗法、刺血疗法、贴敷疗法、拔罐疗法、熏洗疗法等；而广义的则包含中医现代疗法，包括电热针疗法、耳针疗法、腹针疗法、穴位注射疗法、平衡针疗法、热敏灸疗法、雷火灸疗法等。前者是根据中医传统理论和实践形成的经典疗法；而后者则有结合现代医学理论精华和技术手段探索研究形成的创新疗法。

# 第一节 针刺疗法



## 一、概述

针刺疗法是中医传统医术之一，是在祖国医学基本理论指导下依据脏腑、经络、阴阳、五行、病因病机、诊断治则等进行辨证论治，通过刺激人体肌表的腧穴或特定部位，经过经络系统的感传与作用，达到诊治人体表里内外各种疾病的一种治疗方法。结合现代科技发展出电针、激光针、超声针、磁疗等现代针灸体系。

## 二、操作规程

1. 针前准备

(1) 选择针具：根据患者的体质强弱、体形胖瘦、病情虚实、针刺部位等不同，选择长短、粗细适宜的优质毫针。

(2) 选择体位：根据取穴、运针、持久留针，防止患者身体移动及晕针、弯针、滞针、断针等情况的发生，应选择适当的体位。

1) 仰卧位：适用于取头面、胸腹、上下肢前侧及内外侧的腧穴。

2) 侧卧位：适用于取头面、颈项、肩背、胸腹及上下肢外侧面的腧穴。

3) 俯卧位：适用于取后颈、背、腰、下肢后侧的腧穴。

4) 仰靠坐位：适用于取头面、颈部、胸部以及四肢的部分腧穴。

5) 俯伏坐位：适用于取头、颈、背部的穴位。

(3) 消毒：为了防止针刺部位发生感染，避免传染性疾病，如病毒性肝炎等的交叉传播，必须强调针具、穴位、施术者双手的严密消毒，有条件的建议使用一次性针具。

2. 取穴配穴　针灸取穴原则可概括为“精、效、便”。取穴是治疗的关键，方法有：① 经络取穴法，即根据经络理论进行循经或邻经取穴，包括近部取穴和远部取穴两种。② 经验取穴法，即根据历代医家临床经验所发现的穴位所具有的特殊作用进行取穴。③ 辨证取穴法，即根据望闻问切四诊收集病证信息加以分析综合概括来判断其所属证候，结合经络穴位特性、功能主治进行取穴。④ 神经取穴法，即根据神经节段分布的理论进行取穴。⑤ 全息取穴法，即根据全息理论，参考人体全部在局部的投影（整体在这一部位的成比例的缩小），选择相应脏器所对应的点，部分发展并衍生为现代的特种针法，如耳针、腹针、脐针、鼻针等。配穴是随症加减的重点，方法有：① 前后配穴：前指胸腹，后指背腰。② 表里配穴：阳经与阴经表里相贯。③ 上下配穴：上指上肢和腰部以上穴，下指下肢和腰部以下穴。④ 左右配穴：对内脏病变，一般取左右两侧相对应的穴位进行配伍，以加强作用。⑤ 远近配穴。

3. 毫针刺法　进针是将针刺入皮肤，并刺向深层的过程。操作时，右手持针施术称为“刺手”，左手帮助进针称为“押手”。常用的进针方法有：① 单手进针法：用刺手的拇、食指持针，中指端紧靠穴位，指腹抵住针身下段，当拇、食指向下用力按压时，中指随之屈曲，将针刺入，直刺至所要求的深度。此法多用于较短的毫针。② 双手进针法：双手配合，协同进针，以指切进针法临床最为常用。以左手拇指或食指的指甲掐在定位上，右手持针，将针紧靠指甲缘刺入皮下。

4. 手法　根据患者体质及病情，施术者应该酌情选用相应的手法，一般实证用泻法，虚证用补法，寒证用热法，热证用寒法。主要有基本手法、辅助手法和补泻手法三类。

（1）基本手法：主要有提插法和捻转法。① 提插法：将针从浅层插向深层，再由深层提到浅层，如此反复上提下插。② 捻转法：将针刺入一定深度后左右来回旋转的方法。

(2) 辅助手法：指针刺时对针柄、针体和腧穴所在经脉进行的辅助动作，主要有：① 循法：用手指顺着经脉的循行经路，在腧穴的上下部轻轻循按，以激发经气的运行，使针刺容易得气。② 弹法：用手指轻弹针尾，使针体微微震动，以加强针感。③ 刮法：用拇指抵住针尾，以食指或中指的指甲轻刮针柄，或食、中指抵住针尾，以拇指指甲轻刮针柄，或拇、食两指从下向上轻刮针柄，称“旋刮”，以加强针感，促使针感扩散。④ 摇法：轻轻摇动针体，可以行气；其中直立针身而摇，以加强针感；卧倒针身而摇，以促使针感向一定方向传导。⑤ 飞法：以捻转为主，一般将针先作较大幅度的捻转，然后松手，拇、食指张开，一捻一放，反复数次，如飞鸟展翅之状，以加强针感。⑥ 震颤法：持针作小幅度的快速颤动，以加强针感。

(3) 补泻手法：包括单式补泻法和复式补泻法。单式补泻法主要有：① 捻转补泻：针下得气后，捻转角度小，用手轻，频率慢，操作时间短者为补；反之为泻。② 提插补泻：针下得气后，先浅后深，重插轻提、提插幅度小，频率慢，操作时间短为补法；反之为泻。③ 迎随补泻：进针时针尖随经脉循行去的方向刺入为补法；反之为泻。④ 呼吸补泻：患者呼气时进针，吸气时出针为补；反之为泻。⑤ 开阖补泻：出针后迅速按揉针孔为补；出针时摇大针孔而不立即揉按为泻。而平补平泻是指针下得气后，均匀地行提插旋转，然后出针。复式补泻法主要有烧山火、透天凉等。

5. 温针灸法　温针灸是针刺与艾灸结合应用的一种方法，适用于既需要留针而又适用艾灸的病症。即将针刺入腧穴得气后并给予适当补泻手法而留针时，将纯净细软的艾绒捏在针尾上，或用艾炷一炷长 1～2 cm，插在针柄上，点燃施灸。无论艾绒、艾炷，都要离皮肤 2～3 cm，再从下面点燃施灸，此法是一种简而易行的针灸并用方法。具有温通经脉、行气活血的作用，兼具“针”和“灸”两者之长。适用于寒盛湿重，经络壅滞之证。

### 四、适应证

针刺疗法主要适用于疼痛类疾病、功能性疾病及慢性疾病等，如功能性消化不良、胃肠功能紊乱、腹痛、腹泻、便秘、恶心和呕吐、呃逆、胃食管反流病、慢性胃炎、胃轻瘫、胃下垂、胆囊炎、胆石症、胆道蛔虫症、肠易激综合征、单纯性肥胖等患者。

### 五、禁忌证

1. 部位禁忌　① 重要脏器部位不宜针。② 大血管所过之处应禁刺。③ 重要关节部位不宜针。④ 皮肤感染、溃疡、瘢痕和肿瘤的部位不宜针，如眼区、胸背、肾区、项部；胃溃疡、肠粘连、肠梗阻患者的腹部、尿潴留患者的耻骨联合区针刺时应掌握深度和角度，禁用直刺，防止误伤重要脏器。

2. 腧穴禁忌　实际上是部位禁忌的具体化，目的仍是防止刺伤重要脏器、脑髓、血管等。各书记载不一，但大体可分为一般禁忌穴和特殊人群(孕妇、幼儿)禁忌穴。

3. 特殊病情禁忌　如五夺、五逆(出自《灵枢·五禁》。五夺："形肉已夺，是一夺也；大夺血之后，是二夺也；大汗出之后，是三夺也；大泄之后，是四夺也；新产及大血之后，是五夺也。此皆不可泻。"五逆："热病脉静，汗已出，脉盛躁，是一逆也；病泄，脉洪大，是二逆也；著痹不移，䐃肉破，身热，脉偏绝，是三逆也；淫而夺形，身热，色夭然白，及后下血衃，血衃笃重，是谓四逆也；寒热夺形，脉坚搏，是谓五逆也。")等，夺即机体阴阳气血处于严重亏损状态，逆是症脉相逆的表现，病理反应症情险恶，预后不良，当禁刺；而机体极度虚弱，多不耐针刺，亦当禁刺；但对急诊患者则当视其轻重缓急，灵活掌握。如有出血性疾病的患者，或常有自发性出血、损伤后不易止血者不宜针刺。

4. 身体状况禁忌　如《灵枢·终始》云："凡刺之禁，新内勿刺，新刺勿内：已醉勿刺，已刺勿醉；新怒勿刺，已刺勿怒；新劳勿刺，已刺勿劳；已饱勿刺，已刺勿饱；已饥勿刺，已刺勿饥；已渴勿刺，已刺勿渴；大惊大怒，必定其气，乃刺之；乘车来者，卧而休之，如食顷乃刺之；出行来者，坐而休之，如行十里顷乃刺之。”

**六、注意事项**

一般说来，针刺疗法是安全的，但如若操作不当，也会造成异常情况发生。诸如晕针、弯针、滞针、折针、针后异常感、重要内脏损伤等。因而，对初次接受针刺治疗的患者，要做好解释工作，解除恐惧心理；采取卧位，坐位，以适当舒适为宜；对体质虚弱或年迈者应取穴简要，手法轻捷，少留针；对过累、过饥、过饱者，推迟针刺时间；注意室内空气流通，消除过热、过冷等因素。如冬天针刺，尽可能取四肢穴位，以免脱衣受风感凉；行动不便者，尽量以卧位或坐卧位取穴针刺。

而针刺临床疗效受多方面的、复杂的因素影响，其中穴位选择、针刺手法、机体的功能状态、疾病性质、针刺工具、针刺质量及刺针材料、治疗时间和时机等因素与针刺疗效关系最为密切。

# 第二节 灸 法



## 一、概述

灸法是中医传统医术之一，是用艾绒或药物为主要灸材，点燃后放置腧穴或病变部位，进行烧灼和熏熨，借其温热刺激及药物作用，温通气血、扶正祛邪，达到防治疾病的一种外治方法。主要作用有：① 温肌散寒，疏风解表。② 温经通络，活血止痛。③ 温中和里，强脏壮腑。④ 温阳补虚，回阳固脱。⑤ 行气活血，消毒化瘀。⑥ 祛湿散结，行气消痹。⑦ 平衡阴阳，强身延寿。

## 二、操作规程

1. 灸法的分类　灸法的种类很多，以艾炷灸和艾条灸使用最为广泛，而家庭使用则以艾条灸和温灸器灸为多见。其中，艾炷灸法可分为直接灸法（含化脓灸和非化脓灸）和间接灸法。

（1）化脓灸法：又称瘢痕灸。将黄豆大小艾炷直接放在穴位（或一定的体表部位）上燃烧施灸，灸后局部皮肤贴上药膏，促使局部化脓，产生无菌性化脓现象（灸疮），灸疮愈合之后，多有瘢痕形成。

（2）非化脓灸法：主要是麦粒灸。即用麦粒大的小艾炷直接在腧穴施灸，灸后不引起化脓的方法。因其艾炷小，刺激强，时间短，收效快，仅有轻微灼伤或发泡，不留瘢痕，故目前在临床应用较多。

（3）间接灸法：又称隔物灸、间隔灸，是在艾炷与皮肤之间衬垫某些药物而施灸的一种方法，以隔姜灸和隔盐灸较常见。隔姜灸，即将鲜生姜切成片约一元硬币厚，用针扎数个孔，置施灸穴位上，用大、中艾炷点燃放在姜片中心施灸，若患者有灼痛感可将姜片提起，使之离开皮肤片刻，旋即放下，再行灸治，反复进行。以局部皮肤潮红湿润为度。一般每次施灸5～10壮；隔盐灸，即将纯干燥的食盐纳入脐中，填平脐孔，上置大艾炷施灸。患者有灼痛，即更换艾炷。亦有于盐上放置姜片施灸，待患者有灼痛时，可将姜片提起，保留余热至燃完一炷。一般可灸3～7壮。急性病可多灸，不限制壮数。

(4) 艾条灸法：又称艾卷灸，是指用纸把艾绒卷成长圆筒状的艾条，一头点燃后，在穴位或病变部位熏熨的一种灸治方法。

2. 灸法的操作　灸法的规范操作与其疗效有着密切的关系，因此要准确掌握灸法的具体操作方法。灸法的具体操作包括选穴原则、体位选择、施灸顺序、灸量控制、补泻方法等内容。

(1) 选穴原则：包括循经取穴、局部取穴、辨证取穴、对症取穴、根据病理反应取穴和经验取穴等。

(2) 体位选择：一般来讲，仰卧位适用于胸腹部的腧穴；俯卧位适用于腰背部的腧穴；侧卧位适用于身体侧面的腧穴；仰靠坐位适用于前额、颜面、颈前和上胸部的腧穴；俯伏坐位适用于取头顶、后枕、项背部的腧穴；侧伏坐位适用于头颞、面颊、颈侧、耳部的腧穴。无论采取任何姿势，患者均应舒适自然、肌肉放松，施灸部位需明显暴露，使艾炷及其他各种温灸器放置平稳，燃烧时火力集中，热力易于深透肌肉。

(3) 施灸顺序：一般宜先灸上部，后灸下部；先背部，后腹部；先头部，后四肢；先灸阳经，后灸阴经；先少后多。在特殊情况下，也可酌情灵活运用，不可拘泥。

(4) 灸量控制：施灸数量，原则上要足，适度而止；同时，还应根据患者的体质与年龄、施灸部位、施灸方法、病情、病位等因素综合确定灸量。

(5) 补泻方法：灸法补泻指根据不同证候，合理选择不同的灸治方法，以达到补虚泻实的目的。虚证用热灸，有扶阳济阴、补中益气、温经散寒的作用；而实证用冷灸、冰灸，则有清热解毒、消肿散瘀，退热止痛的功效。艾炷灸的补泻关键在于操作的徐疾、艾火的大小、艾炷的多少。艾条灸补法多采用刺激性较弱的灸法；艾条灸泻法则采用刺激性较强的灸疗，使患者产生强烈的温热刺激。



**三、适应证**

主要适用于虚寒类疾病、功能性疾病和各类慢性疾病等，如恶心和呕吐、腹泻、便秘、膈肌痉挛、胃食管反流病、慢性胃炎、胃下垂、溃疡性结肠炎、痔疮、直肠脱垂等。

**四、禁忌证**

1. 部位禁忌 ① 颜面部不宜着肤灸。② 心脏虚里处、大血管处、关节部位、睾丸、乳头、阴部不宜灸。③ 妊娠期妇女下腹部以及腰骶部慎灸。④ 皮肤感染、溃疡、瘢痕等部位不宜灸。

2. 病情禁忌 ① 无论外感热病或阴虚内热证，凡脉象数疾者禁灸。② 某些传染病期间出现大量吐血、高热、昏迷、抽搐，或身体极度衰竭者禁灸。③ 自发性出血或损伤后出血不止者不宜灸。④ 无自制行为能力的精神病患者不宜灸。

3. 身体禁忌 ① 过饱、过饥、过劳、大汗淋漓、大渴、大惊、大恐、大怒、醉酒者慎灸。② 妇女经期慎灸。③ 少数对艾叶等灸材料过敏者禁灸。

**六、注意事项**

(1) 艾绒其性吸水，易于受潮，平时应密闭于干燥容器内，置于阴凉干燥处保存。并于每年天气晴朗时重复暴晒几次，以防潮湿、霉烂或虫蛀，否则影响燃烧与效用。

(2) 施灸前根据患者的体质、病情，选用合适的灸疗方法，并取得患者的合作。

(3) 施艾炷直接灸时，应用 75%酒精棉球消毒，面积要大些，以防灸后皮肤破溃，继发感染。正常的瘢痕灸，脓色较淡，多为白色。若感染细菌而化脓，则脓色黄绿，出现黄绿色脓，应外用消炎药膏、玉红膏等。无瘢痕灸者局部出现水泡，若水泡不大，可用敷料覆盖，并嘱患者不要抓挠，一般数日后即可吸收自愈；若水泡过大，宜用消毒针具引出水泡内液，外用敷料覆盖，数日内即可痊愈。

（4）腰腹部施灸壮数可多；胸部、四肢施灸壮数宜少；头颈部更少。青壮年施灸，壮数可多，时间可长；老人、小儿施灸，壮数应少，时间宜短。颜面部、心区、大血管及关节处不可用瘢痕灸，孕妇的腹部和腰骶部不宜施灸。昏迷、局部感觉迟钝或消失者，勿灸过量。

（5）施灸过程中，如发生头晕、大汗淋漓等现象，此称为晕灸，一旦发生晕灸，要立即停灸，并嘱患者静卧。

（6）施灸时防止艾火脱落灼伤皮肤、衣服和被褥，治疗结束后必须熄灭艾绒，以防复燃。

（7）灸后不可马上饮茶，恐解火气。进食须少停一二时，生冷瓜果均忌之。施用化脓灸后，在化脓期或灸后起泡破溃期，均应忌酒、鱼腥及刺激性食物。

# 第三节 推 拿 疗 法

## 一、概述

推拿疗法是中医传统医术之一，古称按跷，是在祖国医学基本理论指导下，通过摸、接、端、提、按、摩、推、拿等动作及复合手法来刺激人体肌表的腧穴或特定部位，实现诊治人体表里内外各种疾病的一种中医特色技术。推拿具有疏经通络、行气活血；理筋整复、滑利关节；调整脏腑、扶正祛邪等作用。摩腹、捏脊等疗法是推拿疗法的具体应用，而足底按摩经过海外尤其是英国 William Fitzgerald 在提出人体区带反射理论和人体反射区带图的基础上创立了足反射疗法后，分化形成了足底反射区疗法，风靡全球。

本节推拿疗法包含摩腹、捏脊、足底按摩等。

## 二、操作规程

1. 诊治原则 ① 注重整体，强调辨证。② 标本同治，缓急兼顾。③ 以动为主，动静结合。④ 三因制宜（因时、因地、因人）。⑤ 以痛为腧，局部为主。

2. 取穴部位 根据中医辨证选取相关穴位或特定部位，小儿推拿应结合特定取穴。

3. 操作手法 根据辨证，结合患者的体质、疾病的特点，针对不同治疗部位、穴位而采用温、通、补、泻、汗、和、散、清八法，并注意手法的性质、作用量。

4. 手法要求 柔和、均匀、持久、有力、渗透。

## 三、适应证

主要使用于疼痛类疾病、功能性疾病和神经系统病变所致疾病等，如失眠、腹痛、便秘、腹泻、术后粘连、胃食管反流病、胃下垂、慢性胃炎等，尤其是小儿疾患，如小儿腹泻、小儿疳积等。

**四、禁忌证**

1. 部位禁忌　月经期、妊娠期妇女的腹部、腰骶部禁忌推拿；已怀疑或已经明确诊断肿瘤的部位禁忌推拿。

2. 病情禁忌　严重心、脑、肺、肾疾患的患者不宜推拿；有出血倾向的血液病患者不宜推拿；局部有皮肤破损或皮肤病的患者不宜推拿；有精神疾病，不能和医生合作的患者不宜推拿；诊断尚不明确的患者不宜推拿。

3. 身体禁忌　饥饿、过度疲劳、剧烈运动及酒后不宜马上进行推拿。

**五、注意事项**

1. 医生的注意事项　① 热情接待患者，详细诊察病情，认真治疗疾病，不可一心二用，认真书写病历资料。② 推拿时要保持手的温暖和清洁，勿戴戒指，经常修剪指甲，以免损伤患者皮肤。③ 推拿前，注意患者有无推拿禁忌证。④ 推拿过程中，要随时询问和观察患者的反应，以保持适宜的推拿强度。⑤ 推拿过程中，如患者出现头晕、心慌、休克等异常情况时，医生应沉着冷静，让患者平卧。头晕者按风池、百会穴；心慌者按内关穴；休克者取头低足高位，指掐水沟穴；牙关紧闭者按合谷穴。

2. 患者的注意事项　① 接受推拿治疗时要呼吸自然，肌肉放松，不能紧张。腰腹等部位接受治疗时，要宽衣松带，操作部位需覆盖治疗巾或治疗单。② 推拿前应排净大、小便。③ 饭后不宜马上接受推拿治疗。④ 初次接受推拿治疗，推拿部位的皮肤可能有微痛感，此为手法正常反应现象，随着对手法的逐渐适应，这种感觉便会消失。⑤ 患者可采取舒适或便于治疗的体位，临床多采取坐位（端坐、俯坐）、卧位（仰卧、俯卧、侧卧）。

# 第四节　耳穴疗法

## 一、概述

耳穴疗法是在耳郭上有关部位通过毫针或其他方法进行刺激，从而达到诊治疾病的一种方法，是中医学的一个重要组成部分。该疗法简便易学，适应范围广，疗效显著，副反应少，很受广大群众欢迎。近几十年来，尤其是法国医生 Nogier 博士的研究经德国针灸学会主席 Gerhard Bachmann 博士推广后，激发了中外学者对耳穴疗法的基础理论、临床实践的深入研究，使之发展成为一门世界共同拥有的自成体系、颇具特色的医学新学科。耳穴在耳郭的分布有一定规律，一般来说耳郭穴位分布如同一个倒置的胎儿，头部朝下，臀部朝上。其分布规律是：与头面部相应的穴位在耳垂或耳垂邻近；与上肢相应的穴位在耳舟；与躯干及下肢相应的穴位在对耳轮、对耳轮上脚和对耳轮下脚；与内脏相应的穴位多集中在耳甲艇与耳甲腔；消化道穴位在耳轮脚周围环形排列。耳穴总的功能是行气活血，疏通经络，调平阴阳。

## 二、操作规程

耳穴治疗的方法有 30 余种，临床上以耳穴针刺、贴敷压丸为常用。

1. 耳穴针刺　主要包括毫针法和点刺放血法两种，属于针刺方法中最常用的方法。① 毫针法分直刺、斜刺、横刺三种：直刺是指针体与皮肤呈 90°垂直刺入皮肤，如直刺神门、心、脐周穴等；斜刺是指针体倾斜，与皮肤呈 45°沿皮刺入，如斜刺兴奋点、腰椎穴等；横刺是指针体与皮肤呈 15°沿皮刺入，又称“沿皮刺”，多用于透穴治疗，如横刺腰椎、腰痛点穴，常是腰椎透腰痛点穴。② 点刺放血法是用三棱针，依据病情利用耳穴进行点刺放血，主要用于实热证，如外感发热者点刺耳尖、枕穴等放血退热。操作时先对耳穴进行常规消毒，然后用针轻微的点刺，进入耳穴 2～4 mm 深，再退出针，挤压针孔周围的皮肤，使之出血 2～3 滴为宜。注意体弱、久病者不宜应用。

2. 贴敷压丸　即耳穴贴压药籽法，又名“压丸”，俗称“埋豆"。操作很简单，具体可分两步：一是准备相关材料，如胶布、王不留行籽或磁珠、镊子等，有条件者可备电子探测仪一部。二是具体操作：① 根据病情确定耳穴或利用探测仪探测耳穴，两者互相参考。② 用镊子夹胶布的边取起胶布。③ 按照耳穴分布的形状把药粒粘在胶布上，谓之“制版”，如头痛穴的三角形状。④ 擦去被治疗者耳郭皮肤表面的油垢，将带药粒的胶布贴在耳郭上，用手指轻轻捏按胶布，使之粘牢。⑤ 根据病情和体质情况进行医嘱，如失眠者，可在入睡前按摩有关穴位 15～30 次以加强安眠之功效。

3. 耳穴揉按触压法　是患者利用耳穴进行主动治疗和自我保健的最主要的方法，包括手指揉按和小棒触压两种。操作方法：洗净手，用拇、食指指腹相对，揉按耳郭或面对镜子用钝头小棒触压耳穴。揉按触压时一压一松，节律均匀，揉压强度适中，以能耐受为度，每日 3～5 次，每次每穴揉压 10～30 次，双耳交替进行。

### 四、适应证

主要适用于疼痛类疾病、炎性疾病、功能性疾病和慢性疾病，如失眠、焦虑状态、腹痛、肠炎、胃肠功能紊乱、功能性消化不良、食管炎、慢性胃炎、胆囊炎、胆石症等，尤其对各类疼痛疾病，如手术后疼痛、炎症性疼痛、神经性疼痛、肿瘤性疼痛均有显著的疗效。

### 五、禁忌证

耳针比较安全，一般没有绝对的禁忌证，但下列情况要注意。

1. 部位禁忌　外耳疾患，如溃疡、湿疹、冻疮破溃时，暂不宜；妊娠期忌用子宫、腹、卵巢、内分泌穴，习惯性流产者慎用。

2. 病情禁忌　严重慢性疾病伴有高度贫血、血友病者，不宜针刺，可做耳穴贴压；严重心脏病患者不宜针刺；耳郭有炎症或耳部患有皮肤病者忌用；在疲劳或空腹时避免耳针。

3. 身体禁忌　妊娠期不宜针刺；对胶布过敏者慎用或用短周期法及改用脱敏胶布。

**六、注意事项**

（1）对精神紧张患者，首先作好解释工作，消除不必要盼顾虑。

（2）取穴不宜过多，刺激强度要适当，不宜过大。

（3）轻度晕针，先将患者平卧，休息清除恐惧紧张心理，喝些热茶，片刻即可恢复；重者晕针，首先起针，头部放低，松解衣领，针刺心、神门和肾上腺穴，必要时皮下注射呼吸兴奋剂，同时给予氧气吸入。

（4）耳郭感染多因针具或耳郭皮肤消毒不严格而致；或针后少数患者不注意局部卫生而引起感染。由于耳郭血液循环较差，一旦感染后波及软骨则较难治疗，严重者可导致耳郭肿胀、软骨坏死萎缩而变形，故应注意以预防为主。

# 第五节　贴敷疗法(含脐疗)



## 一、概述

穴位贴敷疗法是中医临床常用的外治方法，是指在中医基本理论的指导下根据治疗需要将各种不同的药物制成相应的剂型，贴敷于患处或一定的穴位上，通过药力作用于肌表，传于经络、脏腑，从而达到以肤固表，以表托毒，以经通脏，以穴除邪、扶正强身等目的的一种方法。各种药材除具备寒热温凉、升降沉浮的特性外，还各自具有解表、清热、理气、理血、祛风、安神、调补气血等作用，而其中用某些带有刺激性的药物贴敷穴位可以引起局部充血发泡甚至化脓如灸疮，此时又称为“天灸”或“自灸”，现代也称发泡疗法；若将药物贴敷于脐中(神阙穴)，通过脐部吸收或刺激脐部以治疗疾病时，又称敷脐疗法或脐疗。

## 二、操作规程

穴位贴敷疗法的使用根据八纲辨证的结论选用相应的药物配伍，在经络学说的指导下选取适当的穴位进行贴敷治疗。贴敷药物与内服方药在选药上有一定区别，但许多外敷药物在临床上可以内外通用，如镇痛、活血、舒筋、清热等药物。外用于贴敷时药物毒副反应减小，即使由峻猛药物配伍的外用敷药直接造成的副反应也极小。首先，穴位贴敷的选穴原则与针灸用穴基本一致，但又有其特殊性，如多直接选用痛点，即针灸常用的“阿是穴”，利于药物直接作用于患处。其次是多选用窍穴，如神阙，因其与内脏有密切的联系。贴敷时多以主穴为中心点，兼贴敷周围其他穴位。

**三、适应证**

穴位贴敷疗法的适应证较广，凡内服法可以治疗的疾病皆可以用贴敷来治疗。穴位贴敷疗法既可以单独使用又可以与内服法或其他疗法结合使用，临床以提高疗效为宗旨，使用时在方法上不必拘泥。主要适用于功能性疾病、慢性疾病和不宜内服用药的疾病患者等，如便秘、腹泻、腹痛、呃逆、慢性胃炎、肠炎、肠易激综合征等。

**四、禁忌证**

1. 部位禁忌　要严防有毒性及强烈刺激性的发泡药物，误入口腔、鼻腔和眼内；眼部、乳头、阴部、小儿肚脐、阴囊部、会阴部等部位禁用；面部、近心脏部和大血管附近的穴位禁用；疮疡已溃，已形成瘘管、瘘管，或感染的皮肤局部禁用。

2. 病情禁忌　严重心脏病患者，精神病患者，不能配合者禁用。

3. 身体禁忌　体弱者、孕妇以及对发泡疗法有恐惧心理者，尽量不用穴位贴敷疗法，以免引起意外医疗事故。对于体弱者，一般不使用药力峻猛的发泡药物；有药物过敏史者禁用；孕妇使用药物贴敷时禁用麝香类影响胎儿发育的药物；小儿皮肤娇嫩，不宜使用刺激性过强的药物。

**六、注意事项**

(1) 所贴敷部位要严格消毒，皮肤破溃或红肿处贴敷应慎重。

(2) 注意药膏的软硬度，防止膏药干燥而造成皮肤裂伤。

(3) 注意贴敷物的温度，避免因膏药过凉而粘贴不牢或因过热而烫伤皮肤。

(4) 穴位贴敷后应外加固定，防止药物脱落或移位，贴敷过程中未加覆盖物时要保持适当的体位，不要轻易移位。若在头面部贴敷则需加绷带固定，防止药物掉入眼内，发生意外。

(5) 头面、关节、神经血管表浅处等部位不宜使用刺激性太强的药物，以免发泡遗留瘢痕，影响容貌或功能活动。

(6) 每次贴敷穴位不宜过多，用药量不宜过大，贴敷面积不宜过大，时间不宜过久，以免引起其他不良反应。

(7) 进行贴敷时应注意保暖，避免受凉，特别在寒冷季节进行贴敷时宜覆盖衣被保温。



**【附】脐疗法**

“脐疗”是以药粉纳脐中，外盖膏药，或以药饼(丸)敷脐，胶布固定；或熨脐、填脐、在脐部拔罐以治疗某些急、慢性疾病的外治法。

脐者肚脐也，经穴名称“神阙穴”，系任脉之要穴，与督脉的命门穴相对，又为冲脉循行之地。因任、督、冲三脉一源三歧，经气相通，内联十二经脉、五脏六腑、四肢百骸，故“脐眼”被称为治病的秘密通道。脐疗，通过物理作用或药物对经穴的持久的良性刺激作用，或药物本身被吸收后的直接治疗作用来治疗疾病，因此临床上适应证较广。吴尚先认为：“中焦之病，以敷脐为主”“对上下焦之病，也可用敷脐而上下相应。”现代研究表明，脐在胚胎发育的过程中，为腹壁的最后闭合处，和全身皮肤比较，局部无皮下脂肪，表皮角质层最薄，屏障功能最弱，药物易于穿透、易于弥散。而且外皮与筋膜和腹膜直接相连，脐下两侧有腹壁下动脉和腹壁下静脉，并布有丰富的血管网，对药物及各种刺激敏感度高，吸收迅速。脐疗又能起到刺激神经、血管、淋巴、肌肉的作用，使整个机体对疾病的抵抗力增强，促进疾病痊愈。根据文献记载，脐疗对消化不良、自汗、盗汗、泄泻、肚脐发炎、积滞等十余种疾病都有较好的疗效。

# 第六节　灌肠疗法

## 一、概述

灌肠疗法又称直肠给药法，或称肛肠纳药法。它是在继承中医传统的肛肠给药法基础上，结合现代灌肠技术和中医辨证论治理论发展起来的一种独特的治疗方法。药液直接进入肠内吸收，不经过胃和肝脏，直接经肠静脉进入大循环，具有疗效迅速、副反应小等优点，同时不受药物品种和剂型的限制，使用方便，可增强代谢、排除毒素，调节肠道菌群。

## 二、操作规程

1. *不保留灌肠法*　不保留灌肠法主要用于通便泄浊，清热解毒，通过灌肠清除肠道内容物，排除毒素，祛除湿热，临床常用于便秘、高热、痢疾等病证。根据病情及药液灌入量的多少，将不保留灌肠法分为大量不保留灌肠法和小量不保留灌肠法两种。不保留灌肠一般选泻下药为主，如大黄、芒硝、番泻叶、郁李仁、桃仁、芦荟、苦参、紫花地丁、蒲公英及锡类散、云南白药、西药乳果糖口服溶液等。

(1) 准备好用品，煎好中药，待药液温度适中，温补药液温度为 38～40℃，清热药液温度为 26～30℃为宜。

(2) 患者取侧卧位，双膝屈曲，将裤脱至膝部，使臀部移近床边，臀下垫橡皮单或塑料单、手纸，床边置小凳，放好弯盘及便盆。

(3) 将灌肠袋挂在高处，把药液倒入灌肠袋内，放出少量液体，排空气体后用皮管夹(或血管钳)夹住橡皮管，肛管前端涂润滑油(如液态石蜡、凡士林均可)，分开臀部，显露肛门，将肛管轻轻插入直肠 7～10 cm 处，然后松开皮管夹(或血管钳)，用胶布将肛管固定在臀部，使溶液缓缓流入直肠内。

(4) 药液灌完后，夹住橡胶管，用卫生纸包住肛管并拔出后放入弯盘内，擦净肛门，让患者平卧，保留 5～10 分钟后排便。

2. 保留灌肠法　常用的保留灌肠法有开放灌注法、封闭点滴法和推注法三种，药物选用，应根据症状和病情辨证选药。

(1) 开放灌注法：适应于大剂量药液保留灌肠。① 将用具准备好，煎好药液，使药液温度在 38～40℃，并让患者排空大便。② 灌肠时臀部抬高 10 cm，使液体不易流出。下垫卫生纸，患者灌肠的体位应根据病情而定。如慢性痢疾的患者病变多在乙状结肠或直肠，灌肠治疗以左侧卧位为宜；而阿米巴痢疾病变多见于回盲部，故应采取右侧卧位；若溃疡性结肠炎则根据病变范围选择合适体位，必要时可变换体位为宜。肛管插入的深度，在左侧卧位时一般在 10～15 cm，而在右侧卧位时其深度应在 15～20 cm，但一般不超过 30 cm 为宜。③ 药液流入宜缓慢，灌肠完毕后拔出肛管静卧 30～60 分钟，使药液充分吸收。

(2) 封闭点滴灌肠法：适用于 250～400 mL 的中等剂量灌肠疗法。① 准备好用具，将煎好的药液装入灌肠袋内，倒挂于输液架上，再将输液器进药端插入瓶内，流出药液，排去空气，关闭调节阀。② 患者排空大便后取侧卧位(左侧或右侧当视病情而定)，暴露臀部，双膝微屈，臀部垫高 10 cm，下垫卫生纸，在肛管顶端涂润滑油后插入肛门 15～30 cm 深处。然后用胶布将肛管"十"字固定。③ 控制滴数在每分钟 30～100 滴，使药液缓缓流入肠腔内。流速的快慢应视病情而定。一般地说，用于虚寒证以 30～50 滴为宜，用于实热证以每分钟 50～100 滴为宜，灌入量一般在 300～400 mL。④ 滴完药液拔去导尿管，静卧 30～60 分钟，并可左右变换卧位，使药液充分吸收。

(3) 推注灌肠法：适用于小剂量快速灌肠，可用于小儿及体质较弱的患者。患者排空大便后取侧卧位，臀下垫衬防水物品，选用注射器抽上药液，然后在顶部接肛管后将肛管插入肛门 15 cm，推入药液，静卧 30 分钟左右。

### 四、适应证

适用于肠道病证及不宜内服给药的疾病，如便秘、肠炎、肠易激综合征、溃疡性结肠炎等，在防治肝性脑病方面也有一定效果。

### 五、禁忌证

急腹症患者疑有肠坏死、穿孔时禁用。

### 六、注意事项

(1) 使用灌肠疗法应以中医辨证论治为依据，详审病情，选方用药，并将患者的病程长短、病势缓急、证候轻重、体质差异、敏感程度等方面作为灌肠治疗的参考。

(2) 要注意药液的灌入量和药液滴入速度。一般地说，选用清热解毒及泻下药物，采用不保留灌肠法时，灌入的药量宜大，药液灌注滴入的速度宜快；若采用保留灌肠或选用补脾益肠药物以及和解之剂灌肠时，药量不宜过大，一般以 150～500 mL 为宜，药液滴入的速度宜慢；选用温中散寒、和调补虚之品保留灌肠时，药量一般在 30～150 mL，可采用推注法或封闭点滴法。

(3) 要注意灌肠液在肠内停留的时间。根据临床实践观察，灌肠药液的停留时间、药物的吸收程度和治疗效果三者间是成正比的，药液在肠内停留的时间越长，肠黏膜对药物的吸收就越彻底，其治疗效果会越好。反之则疗效较差。药液在肠内保留时间的长短与药液温度的适宜与否、患者的精神状态、药液灌入的部位等因素有关。如果药液在肠道内能保留 15 小时以上，便可全部吸收。因此治疗中应向患者做必要的说明。争取患者的合作。

(4) 注意灌肠后的动与静。药液灌入肠腔后，肠黏膜受到刺激，肠蠕动增加可产生痉挛，此时应以静卧为主，以减轻肠痉挛，防止药液过早地排出。当肠道逐步适应以后，痉挛便可减轻，应以活动为主，促进肠黏膜对药物的吸收。根据灌入药液量的不同，一般在灌肠后要让患者静卧 30 分钟至 3 小时。

(5) 注意灌肠药液的温度。灌肠药液的温度会直接影响疗效。灌肠药液温度的选择应因人因病而异。一般而言，清热解毒或泻下药灌肠时，药温宜偏低，以 10～20℃为宜。清热利湿药灌肠时药温应稍低于体温，以 20～35℃为宜。补气温阳、温中散寒之药灌肠时药温可偏高，以 38～40℃为宜。老年人灌肠时药温宜偏高，青年人灌肠时药温宜偏低。冬季灌肠时药温宜偏高，夏季灌肠时药温宜偏低。总之，灌肠药液的温度既应遵循一般规律，又应根据个体差异，具体情况具体对待。

(6) 使用灌肠疗法时也应注意忌口。在一般情况下，较多地食用油腻、醋及辣椒等刺激性食品会直接影响保留灌肠的时间。因此，在使用灌肠疗法时也应有所宜忌。

(7) 注意肛管(或导尿管)插入的深度，以及插管手法。一般地说灌肠时肛管(或导尿管)插入的深度要根据病变部位和药液灌入的部位来确定。如病变在回盲部或升结肠部位插入宜深，可插入肛门 20～30 cm 为宜，使药液保留在回盲部，药液保留在横结肠至回盲部称为高位保留灌肠。若病变部位在乙状结肠或直肠部位插入宜浅，一般以 7～15 cm 为宜。肛管(导尿管)插入的手法，要求轻柔而缓慢，顺着肠道结构徐徐插入。

# 第七节　熏洗疗法(含足浴疗法)

## 一、概述

熏洗疗法是指以中医的整体观念和辨证论治思想为指导，利用中草药物在煎煮过程中产生的蒸汽，或煎煮得到的药液，熏、蒸、洗患处肌肤的一种治疗方法。由于治疗的形式和使用的部位不同，可分为溻渍法、淋洗法、熏洗法和热罨法四种类型。在皮肤或患部进行直接熏洗的时候，由于温热和药物作用，能疏通经络，调和气血，解毒化瘀，扶正祛邪，改善局部营养状况和全身功能，从而达到治病保健的目的。

## 二、操作规程

1. 熏洗疗法的分类

(1) 溻渍法：将药物装在纱布袋内缝好或扎好，放在砂锅或搪瓷盆内，加水煮开以后，再继续煮 10～30 分钟。然后将药袋取出，再把药汤倒入木盆中，或用原来的搪瓷盆，于盆上放置带孔横木架，将患肢放在横木架上进行熏蒸，外盖布单或毛巾，不使热气外透，待药汤不烫人时，再用消毒纱布或干净毛巾，蘸药汤热渍患处，稍凉时再换热药汤，连续乘热溻渍患处。这种溻渍方法多用于四肢或头面部的疾患。

(2) 淋洗法：将药物放在砂锅内，加水煎汤，过滤去渣后，乘热装入小喷壶内，不断地淋洗患处。或用消毒纱布蘸药汤连续淋洗患处。这种淋洗方法多用于疖、痈破溃流脓或创伤感染、皮肤溃疡等，尤其是发生于腹部及腰背部者。在淋洗时，并可轻轻捺按伤口四周，并用镊子夹持消毒棉球拭蘸伤口脓液，使脓液及坏死组织淋洗干净。淋洗后，根据伤口情况进行常规换药。

（3）熏洗法：① 全身熏洗法：将药物用量加倍，煎汤倒入浴盆里，进行全身沐浴。或把药汤倒入大木桶或大水缸内，桶内放一小木凳，高出水面 3 寸左右，患者坐在小木凳上，用布单或毯子从上面盖住（仅露头部在外面），勿使热气外泄，待药汤不烫人时，取出小木凳，患者再浸于药汤内沐浴，以出汗为度。熏洗完毕后，擦干全身，用浴巾盖住，卧床休息，如能稍睡片刻更好，待汗消以后，再换穿衣服。全身熏洗法主要用于全身性皮肤病等疾患。② 局部熏洗法：包括手熏洗法、足熏洗法、眼熏洗法、坐浴法，其中足熏洗法即为足浴疗法。足熏洗法是指将煎好的药汤倒入木桶内，桶内安置一小木凳，略高出水面，患者坐在椅子上，将患足放在小木凳上，用布单将腿及桶口盖严密，进行熏蒸，待药汤不烫人时，取出小木凳，把患足及小腿浸于药汤中泡洗。根据病情需要，药汤可浸至踝关节部或膝关节附近。而坐浴法是指把煎好的药汤乘热倒入盆内，盆上放置带孔横木架，患者暴露臀部坐在木架上，进行熏蒸。待药汤不烫人时，拿掉横木架，臀部浸于盆中泡洗；也可用坐浴椅，先把盆放在椅下进行熏蒸，后将盆移至椅上坐浴，主要用于肛门及会阴部的疾病。

（4）热罨法：热罨法类似现代的热湿敷法，由于患病部位不同，治疗应用时，有以下几种方法：① 将煎好的药汤乘热倒入盆内，用消毒纱布七八层或干净软布数层蘸药汤趁热摊敷患处，另用一块消毒纱布不断地蘸药汤淋渍患处，使摊敷在患处的纱布层得以保持一定的湿热度，持续淋渍热罨。② 将煎好的药汤乘热倒在盆内，用消毒纱布或软布蘸药汤，稍微拧一下（不要太干），再折叠数层，乘热敷在患处，两手轻轻旋按片刻，稍凉再换，如此连续操作。③ 手足部疾患，如换药时已包扎好敷料者，可以不解去敷料，将患部直接浸入药汤内热洗，每次约 1 小时取出，让其白干，每日可浸洗三四次。这样湿热敷可以持续较长时间，而且可省去换药手续。④ 将药物研成粗末装入布袋内，扎紧袋口，放入搪瓷盆内加水煎汤，趁热熏洗，并取出药袋，带汤趁热在患处进行湿热敷，这样溻洗与热罨连续交替应用。热罨法主要用于软组织损伤，以及骨折临床愈合后肢体功能障碍者，也适用于疖、痈等急性化脓性感染疾病还未溃破者，但使用时应注意消毒灭菌。

2. 熏洗治疗的具体操作

(1) 将煎好的药汤倒入浴盆或木桶内，先进行熏蒸，待药汤不烫人时，再浸洗患部。熏洗伤口，应先取下敷料(特别是油性药膏敷料)，按换药方法擦净伤口，再进行熏洗。

(2) 根据患者的病情和发病部位的不同，可采用溻渍、淋洗，沐浴、坐浴和热罨等不同的方法进行熏洗。熏洗伤口时，浴盆及其他用具均须无菌，并注意保持无菌操作，不要用手接触敷布和伤口。

(3) 熏洗完毕后，用于毛巾擦干患部或全身，如为全身沐浴应换穿干净衣服，盖好被毯卧床休息 30 分钟。如有伤口时，熏洗完毕后，用消毒纱布擦干患处，根据伤口情况进行换药。

(4) 最后，清理用物，将浴盆、木桶、纱布垫等洗净，擦干或晾干，放置整齐，以备下次应用。

3. 熏洗治疗的时间疗程　临床上应用熏洗疗法，一般每日 2 次，每次 15～60 分钟不等，舒适为度；以 2～4 周为 1 个疗程，养生则可根据情况适当延长。

## 三、适应证

主要适用于虚寒类疾病、气滞类疾病及外科皮肤炎症等，如失眠、慢性胃炎等。

## 四、禁忌证

1. 病情禁忌　急性传染病、重症心脏病、高血压病、动脉硬化症、肾脏病等禁用洗浴。

2. 身体禁忌　妇女妊娠及月经期间，不宜洗浴或坐浴；饱食、饥饿，以及过度疲劳时，均不宜。

## 五、注意事项

(1) 冬季熏洗时，应注意保暖，夏季要避风。全身熏洗后皮肤血管扩张，血液循环旺盛，全身温热出汗，必须待汗解和穿好衣服后再外出。以免感受风邪，发生感冒等病症。

(2) 药汤温度要适宜，不可太热，以免烫伤皮肤。也不可太冷，以免产生不良刺激。如果熏洗时间较久药汤稍凉时，须再加热，这样持续温热熏洗，才能收到良好的治疗效果。

(3) 夏季要当日煎汤当日使用，药汤不要过夜，以免发生霉变质，影响治疗效果和发生不良反应。

(4) 在全身熏洗过程中，如患者感到头晕及不适，应停止洗浴，卧床休息。

(5) 如熏洗无效或病情反而加重者，则应停止熏洗，改用其他方法治疗。

# 第三章

# 常见中医病症

# 纳　呆

【定义】

纳呆是指胃的受纳功能呆滞故名，也称“胃呆”“纳少”“食少”。即纳差，不思饮食，食量减少的症状，为消化系统疾病常见病症之一。

【病因病机】

该病的发生主要由外邪犯胃、宿食停滞、情志不畅、脾胃虚弱、痰湿郁阻、肝胆湿热等导致脾胃功能失司，出现食少，纳谷不馨等症状。

【诊断要点】

(1) 纳呆是以纳差，不思饮食，食量减少的主要症状为首要诊断依据。

(2) 常伴有腹胀便溏，痞满胃痛，嗳气腐酸，嘈杂，胃灼热等上消化道症状。

(3) 此病可反复发作，发病前多有明显的诱因，如外感风寒，饮食不当，情志不畅等。

(4) 纳呆可见于消化道疾病的多种疾病，故胃镜、上消化道钡餐等理化检查有明确的胃十二指肠疾病，抑或未见明显胃肠疾病改变表现。

【鉴别诊断】

(1) 痞满：痞满是由表邪内陷，饮食不节，痰湿阻滞，情志失调，脾胃虚弱等导致脾胃功能失调，升降失司，胃气壅塞而成的以胸脘痞塞，满闷不舒，按之柔软，压之不痛，视之无胀大之形为主要临床特征的一种脾胃病证。其可兼有饮食不振，纳少的症状，但主要以胃脘痞塞，满闷不舒为主要临床表现。

（2）黄疸：黄疸是由于感受湿热疫毒等外邪，导致湿浊阻滞，脾胃肝胆功能失调，胆液不循常道，随血泛溢引起的以目黄、身黄、尿黄为主要临床表现的一种肝胆病证；患病初起，目黄、身黄不一定出现，而以纳差，恶心呕吐，腹胀肠鸣，肢体困重等类症状为主，但多在三五日后，逐渐出现目黄，随之出现尿黄与身黄，可与之鉴别。

**【治疗】**

1. *辨证思路*　本证有应辨虚实寒热，一般来说，实证，病程短，病情轻，易治愈；虚证及虚实并见者，则病程长，易反复发作，较为难治。实者，多见食积，痰湿，气滞；虚者常见气虚，阳虚，阴虚。总的基本病机为脾胃功能失调，运化升降失司。

2. *治疗原则*　本病的治疗以健脾和胃为主，叶天士著的《临证指南医案》谓："纳食主胃，运化主脾，脾宜升则健，胃宜降则和。又云：太阴湿土，得阳始运；阳明燥土，得阴自安，以脾喜则刚燥，胃喜柔润也……脾胃之病，虚实寒热，宜燥宜润，固当详判，其于升降二字，尤为紧要。"纳呆属实者，治以祛邪为主，根据寒凝、食停、气滞、郁热、湿热之不同，分别用温胃散寒、消食导滞、疏肝理气、泄热和胃、清热化湿诸法；属虚者，治以扶正为主，根据虚寒、阴虚之异，分别用温中益气、养阴益胃之法。虚实并见者，则扶正祛邪之法兼而用之。

3. *辨证论治*

（1）外邪犯胃

症状：突然发生，起病较急，胸脘满闷，不思饮食，伴恶寒、发热、头痛等感冒症状。舌淡，苔薄白，脉浮。

治法：疏邪解表，醒脾和胃。

方药：藿香正气散加减。

（2）痰湿内阻

症状：不思饮食，口淡不渴，脘腹痞闷，恶心欲呕，头重如裹，身重肢倦，便溏不爽，小便不利。舌苔白腻，脉濡。

治法：化湿健脾，理气和中。

方药：平胃散或健脾丸加减。

若痰湿日久，郁而化热，见脘中嘈杂灼热，口黏口苦，渴不欲饮，食甜则泛酸，大便黏滞不爽，尿黄短少。舌苔白厚腻或黄厚腻，脉濡数或滑数。可清热化湿，清中汤加减。

（3）饮食停滞

症状：食少，纳谷不馨，脘腹胀满疼痛，拒按，得食更甚，吐泻后则舒，嗳腐吞酸，恶心呕吐，吐出物臭秽，泄泻或大便不爽，泻出物臭如败卵。舌苔厚腻，脉滑实。

治法：消食导滞，健脾和胃。

方药：保和丸或枳实导滞丸加减。

（4）肝郁气滞

症状：多有抑郁、愤懑等情绪诱因，胃脘胀满、不思饮食，甚则胸胁胀满，或胸胁疼痛，嗳气后症状可缓解，喜长叹息，恶心呕吐，吞酸嘈杂，口苦咽干。苔薄白，脉弦。

治法：疏肝理气，和胃健脾。

方药：柴胡疏肝散加减。

若见脾虚者，逍遥散加减。

（5）脾胃虚弱

症状：食少，或纳差，见便溏，体倦乏力，少气懒言，脘腹胀满，食后尤甚，面色无华。舌质淡，苔薄白，脉缓弱。

治法：健脾益气，和胃助运。

方药：六君子汤加减。

病程日久，气虚及阳，见纳呆畏寒，大便溏薄，甚则完谷不化，手足不温，肢冷腰酸，神倦乏力。舌质淡，苔薄白，脉细弱。属脾胃阳虚，治以温阳健脾。以黄芪建中汤，或合用肾气丸、右归丸之类助肾阳以温脾和胃。

（6）胃阴不足

症状：纳差，饥不欲食，伴胃脘不舒或隐痛，口干唇燥，干呕呃逆，大便干燥。舌红少苔，脉细数。

治法：养阴益胃，健脾助运。

方药：益胃汤加减。

4. 其他疗法

(1) 单方验方：① 梅花 6 g，扁豆花 15 g，山楂片 20 g，代茶饮，疏肝理气，和胃消食。② 鸡内金 30 g，烘焙研末，每日 3 g，开水冲服，用于消食化积。③ 麦芽 15 g，鸭胗 1 个，食盐少许，炖汤服用，功在和中化积。

(2) 常用中成药：① 人参健脾丸，口服，一次 2 袋，每日 2 次；② 香砂养胃丸，口服，一次 9 g，每日 2 次，温水送服；③ 逍遥丸，口服，一次 6～9 g，每日 1～2 次；④ 藿香正气水，一次 1～2 支，每日 2～3 次。

(3) 针灸治疗：可选中脘、足三里、脾俞、胃俞为主穴，根据不同辨证取穴治疗。

# 梅　核　气

【定义】

梅核气是以咽部有异物感为特征，咯之不出，吞之不下，如有梅核梗阻的一种中医病证，为消化系统疾病常见病症之一。该病证特点为咽部无疼痛感，不妨碍饮食，症状轻重随情志波动而变化，时轻时重。

【病因病机】

该病主要因情志所伤，与肝密切相关，涉及心脾等脏，肝失疏泄，脾失健运，心失所养，气、痰、瘀互结于咽喉而成本病。

【诊断】

(1) 以咽中似有梅核或炙脔，或有其他异物感，但不碍饮食，症状的轻重与情志的变化有关为主要症状。

(2) 一般见于成人，多见于青中年女性。

(3) 咽喉、食道等有关器官检查未发现器质性病变。

【鉴别诊断】

(1) 喉痹：梅核气多见于青中年女性，因情志抑郁而起病，自觉咽中有物梗阻，但无咽痛及吞咽困难，咽中梗阻的感觉与情绪波动有关。在心情愉快、工作繁忙时，症状可减轻或消失；而当心情抑郁或注意力集中于咽部时，则梗阻感觉加重。喉痹则以青中年男性发病较多，多因感冒，长期烟酒及嗜食辛辣食物而引发，咽部除有异物感外，尚觉咽干、灼热、咽痒。咽部症状与情绪无关，但过度辛劳或感受外邪则易加剧。

(2) 噎膈：噎膈是由于食管干涩，食管、贲门狭窄所致的以咽下食物梗阻不顺，甚则食物不能下咽到胃，食入即吐为主要临床表现的一类病证。食管检查常有异常发现。梅核气主要表现为自觉咽中如有物梗阻，咯之不出，咽之不下，噎膈有时也伴有咽中梗阻不舒的症状；梅核气虽有咽中梗阻感，但此感觉多出现在情志不舒或注意力集中于咽部时，进食顺利而无梗阻感，多发于年轻女性；噎膈的梗阻部位在食管，梗阻出现在进食过程中，多呈进行性加重，甚则饮食不下或食入即吐，多发于老年男性。



**【治疗】**

1. 辨证思路　本病的发生由七情所伤，内关五脏，多由情志抑郁，痰气交阻于咽喉所致。基本病机为气郁痰凝，故治疗是应以疏肝理气，化痰开郁为主；同时本病亦分虚实。实证多以肝气郁滞为主，表现为精神抑郁，胁肋胀痛，咽中梗阻，欲太息而后快；虚者以心脾气虚为主，表现为精神不振，心神不宁，忧悲善哭等，在治疗时及要兼顾基本病机，亦要分清虚实。

2. 治疗原则　本病的基本病机为气郁痰凝，故其基本治则为疏肝理气，化痰开郁。在此基础上，气郁日久化火者当清肝泻火，气郁及血，病程日久，出现血瘀者，当理气行滞，活血化瘀；心脾两虚，气血不足者，当治以补益心脾，气血双补。对于虚实夹杂者，则又当视其虚实偏重而论治。

3. 辨证论治

(1) 痰气互结

症状：咽喉内有异物感，或如梅核梗阻，吞之不下，吐之不出，时作嗳气，呃逆，恶心，泛泛欲吐，胸部闷塞，脘腹、胁肋胀满。舌白腻，脉弦滑。

治法：行气开郁，化痰散结。

方药：半夏厚朴汤加减。

(2) 肝气郁滞

症状：咽中梗阻感，胸闷胁胀，脘闷嗳气，叹息后稍舒了，不思饮食，大便不调。舌质淡红，苔白，脉弦。

治法：疏肝解郁，理气畅中。

方药：柴胡疏肝散加减。

肝郁日久，气郁化火，证见头痛目赤，嘈杂吞酸，口干口苦，情绪急躁。舌红，苔黄，脉弦数者，宜疏肝解郁，清肝泻火，丹栀逍遥散加减。日久见气郁及血，兼有血瘀而见胸胁刺痛。舌质紫暗，或有瘀斑、瘀点者，可加血府逐瘀汤活血化瘀。

(3) 心脾气虚

症状：咽中异物感，不思饮食，口淡无味，少气懒言，多思善疑，或时时悲伤欲哭，夜寐不实，时时惊醒或惶恐不安，小便清长，大便稀溏。舌质淡，苔薄白，脉细弱。

治法：健脾养心，补益气血，佐以疏肝解郁。

方药：归脾汤加减。

4. 其他疗法

(1) 单方验方：① 梅核气汤：绿萼梅、佛手花、木蝴蝶各6 g，金橘叶 10 g，水煎服。② 玫瑰花茶：玫瑰花瓣(干品)6～10 g，放茶盅内，冲入沸水，加盖片刻，代茶饮。③ 佛手酒：佛手 30 g，白酒、白糖适量，将佛手用白酒泡于碗内，放锅蒸之，取出后覆盖白糖一层，酒适量饮，然后将佛手片吃完。

(2) 中成药：① 逍遥丸，口服，大蜜丸每次 2 丸，水蜜丸每次 10～15 g，每日 1～2 次；水泛丸每次 8～10 丸，每日 1～3 次。② 丹栀逍遥丸，每次 8 丸，每日 2 次。③ 香砂养胃丸，口服，每次 9 g，每日 2 次。

(3) 中医外治：① 针灸治疗梅核气常用配穴：天突、丰隆、太冲、合谷、三阴交、足三里、内关、膻中、廉泉。② 耳穴治疗梅核气常用配穴：咽喉、肝、神门、皮质下、内分泌、三焦、交感、胸等。

(4) 心理疏导：心理治疗可帮助患者提高自身对现实的认识能力、社会适应能力，能明显消除患者的恐癌心理，还可增加服药依从性，在维持治疗、稳定情绪、改善睡眠等方面具有积极作用。

# 泛　酸



【定义】

泛酸是指胃中酸水上泛，又称吐酸，若随即咽下称为吞酸，随即吐出称为吐酸，为消化系统疾病常见病症之一。

【病因病机】

该病的发生主要由外邪犯胃、饮食伤胃、情志不畅、脾胃素虚、痰湿郁阻等导致胃失和降，胃气上逆，泛吐酸水。

【诊断要点】

(1) 吐酸以酸水由胃中上泛，从口吐出为主要诊断依据。

(2) 常伴有胃痛，嗳气，腹胀，嘈杂易饥等上消化道症状。

(3) 多有反复发作病史，发病前多有明显的诱因，如外感风寒、饮食不当，情志不畅等。

(4) 胃镜、上消化道钡餐等检查有明确的胃十二指肠疾病，并排除其他引起吐酸的疾病。

【鉴别诊断】

(1) 嘈杂：吐酸与嘈杂在病因病机上有许多相同之处，但临床表现不一致。吐酸是胃中不适，口吐酸水为主要临床表现的病症。嘈杂是胃中空虚，似饥非饥，似辣非辣，似痛非痛，胸膈懊恼，不可名状，或得食而暂止，或食已而复嘈为主要临床表现的病症。

(2) 呕吐：吐酸与呕吐同属胃部疾病，吐酸即是呕吐酸水的临床表现，可属呕吐的范畴，但因其又有特殊的表现和病机，因此又当与呕吐相区别。呕吐是胃失和降，气逆于上，胃中之物从口吐出的病证，以有物有声为特征。病机为邪气干扰，胃虚失和所致。吐酸多由肝气郁结，胃气不和而发，属于热者，多由肝郁化热而致；属于寒者，可由寒邪犯胃，或素体脾胃虚寒而成；饮食停滞者嗳腐吞酸，是由食伤脾胃之故。

**【治疗】**

1. *辨证思路*　本证有寒热之分，以热证多见，属热者，多有肝郁化热犯胃所致；因寒者，多因脾胃虚弱，肝气以强凌弱犯胃所致。但总以肝气犯胃、胃失和降为基本病机。

2. *治疗原则*　本病的治疗以疏肝理气，通降和胃为主，《医学衷中参西录》："阳明胃气以息息下行为顺……"，故"通"乃本病治疗的精髓，不能以局限于狭义上的通字，正如叶天士所言"通须究气血阴阳"。属于热者，泄热即为通；属于郁者，疏肝解郁即为通；属于湿热者，清热利湿即为通；属于虚者，健脾养胃即为通；属于寒者，温运脾阳即为通；属于食积者，健胃消食即为通。故治疗应根据不同病机采用相应治法，才能善用"通法"，最终目的达到肝胆疏泄有度，胃气和降有序，泛酸消失。

3. *辨证论治*

(1) 肝胃郁热

症状：吐酸时作，胃脘灼热，口苦而臭，心烦易怒，两胁胀闷。舌红，脉弦数。

治法：疏肝泄热，降逆和胃。

方药：逍遥散合左金丸加减。

(2) 脾胃虚寒

症状：吐酸时作，兼吐清水，口淡喜暖，脘闷食少，少气懒言，肢倦不温，大便时溏。舌淡苔白，脉沉弱或迟缓。

治法：温中散寒，和胃制酸。

方药：吴茱萸汤合香砂六君子汤加减。

(3) 湿阻脾胃

症状：吐酸时作，喜唾涎沫，时时欲吐，胸脘痞闷，嗳气则舒，不思饮食，舌淡红。苔白滑，脉弦细或濡滑。

治法：化湿和胃，理气解郁。

方药：藿香正气散加减。

(4) 食滞胃脘

症状：症见胃脘饱胀，嗳腐吞酸，甚至呕恶，宿食上泛，纳谷乏味或不思饮食。舌苔黄腻，脉沉而弦。

治法：宽中行滞，健脾助消。

方药：保和丸加减。

4. 其他疗法

(1) 单方验方：① 煅牡蛎、段鸡蛋壳，研末口服，每次 4.5 g，每日 3 次，治胃酸过多。② 海螵蛸 120 g，砂仁 30 g，共研末，每次 3 g，每日 2 次，开水送服，治胃寒、吐酸。③ 吴茱萸 9 g(开水泡去苦水)，生姜 3 g，水煎服，治恶心吐酸。

(2) 常用中成药：① 胃苏冲剂，每次 1 包，每日 3 次，口服。② 健胃愈疡片，每次 4 粒，每日 3 次，口服。③ 舒肝片，每次 4 粒，每日 2 次，口服。④ 温胃舒胶囊，每次 3 粒，每日 2 次，口服。

(3) 针灸疗法：针刺中脘、内关、足三里。热证加刺阳陵泉，用泻法；寒证用补法，并加艾灸。

# 嗳　　气

**【定义】**

嗳气，又称为噫气，是指胃失和降，胃气上逆由食道经咽喉发出声响，其声沉长。多见于胃食管反流病及功能性消化不良。

**【病因病机】**

病因多由外邪侵袭、饮食不当、情志不遂、脾胃虚弱引起，基本病机为胃失和降、胃气上逆。

**【诊断要点】**

(1) 嗳气频频，声音响亮或低沉，时断时续。

(2) 伴胃灼热、反酸、脘腹满闷不适，或胃脘部隐痛等。

(3) 常有感受外邪、饮食不节、情志不遂或体虚久病等病史。

**【鉴别诊断】**

(1) 呃逆：呃逆与嗳气的病位在胃，与胃气上逆有关。但嗳气是指饱食之气上冲，微有声响，其声沉长。而呃逆是以喉间呃呃有声，声短而频，令人不能自制为特点。

(2) 干呕：干呕与嗳气的病机皆为胃失和降，胃气上逆。但干呕是指无物有声，临床中常与吐同时出现。嗳气为饱食之气上逆，声音冗长，大多无物吐出。

**【治疗】**

1. *辨证思路*　辨证首先分清是生理性的还是病理性的。若短暂性的气逆而致嗳气，且无伴随症状者，属生理现象，无需治疗；若嗳气持续或反复发作，且有伴随症状者属病理的。辨证首辨虚实，若嗳声频作且响亮，连续发作者属实；若嗳声低沉乏力，时断时续者属虚。再辨证候特点，嗳声闷浊且有酸腐气味者，属食滞胃脘；嗳声沉闷且脘闷不食，头眩心悸者，属痰湿内阻；嗳声频频，兼有两胁肋胀痛，嗳气发作随情绪变化者，属肝气犯胃；嗳气低沉续断，兼纳呆食少，神疲乏力者，属脾胃虚弱。

2. 治疗原则　治疗多以和胃降逆为原则。偏于邪实者，治以祛邪为主。分别施以燥湿化痰、消食导滞、疏肝理气等法；偏于正虚者，治以扶正为主，具体为健脾和胃，温中理气。虚实夹杂者根据其标本缓急而治。

3. 辨证论治

(1) 痰湿内蕴

症状：嗳气，偶有反酸，脘腹胀满，饮食无味，头眩心悸，大便黏腻。舌苔白腻，脉细弦。

治法：燥湿化痰，和胃降逆。

方药：平胃散加减。

(2) 食滞内停

症状：嗳腐吞酸、食后加重，伴胃脘饱胀、纳呆、时有泛酸，大便或溏或结。舌暗红，苔黄腻，脉弦滑。

治法：消食导滞，和胃降逆。

方药：保和丸加减。

(3) 肝气犯胃

症状：嗳气频频，胃脘胀满隐痛，常因情志不畅诱发或加重，胁肋部胀痛。舌暗红，苔薄黄，脉细弦。

治法：疏肝理气，和胃降逆。

方药：柴胡疏肝散加减。

(4) 脾胃虚弱

症状：嗳气声低，时断时续，纳差，脘腹痞满，神疲乏力。舌淡红，苔薄，脉细。

治法：益气健脾，和胃降逆。

方药：香砂六君子汤加减。

(5) 脾胃虚寒

症状：嗳气频发，畏寒喜暖，胃脘隐痛不适，四肢不温，口干不欲饮。舌淡红，苔薄白腻，脉细弱。

治法：温中健脾，和胃降逆。

方药：理中丸加减。

4. 其他疗法

(1) 单方验方：① 南星 6 g，半夏 9 g，石膏 15 g，香附 9 g，共为丸或做汤服。② 橘皮 60 g，水 500 g，煎五合，顿服，或加枳壳。③ 枳壳 15 g，木香 3 g，为末，每日服 12 g，未知再进。④ 川椒 12 g，炒研，面糊丸，梧子大，每服 10 丸。

(2) 常用中成药：① 保和丸，每次 6～9 g，每日 2 次，口服。② 枳实导滞丸，每次 6～9 g，每日 2 次，口服。③ 柴胡疏肝丸，每次 9 g，每日 3 次，口服。④ 理中丸，每次 1 丸，每日 2 次，口服。

(3) 针刺疗法：取足三里、内关、神门穴。加用公孙、太冲、地机疏肝理气；加用中脘、脾俞、胃俞健脾和胃；加用印堂、上星、百会、四神聪、风池、完骨等调神理气。耳穴压豆：耳中、脾、胃、神门等。

# 呃　逆

【定义】

呃逆是指喉间有声如呃，声短而频，不能自止为主要临床表现的病症，因其由胃气上逆动膈而发，故称呃逆。

【病因病机】

本病病因可分虚实两端，或因实邪阻滞，胃气不能下行；或因正气虚弱，无力斡旋，胃气无力下行。实者包括气滞、寒邪、食停、胃火、瘀血等；虚者不外气、血、阴、阳的不足。呃逆的病机总属胃气上逆动膈；病位在膈，与肺、脾胃、肝、肾等有关。《景岳全书》记载，“致呃之由，总由气逆”。初病多实，渐至虚实夹杂，久病多虚。

【诊断要点】

(1) 临床以喉间呃呃作声，声连续而短频，不能自止为主症。

(2) 多由受凉、饮食不当、情志不遂等诱发。

【鉴别诊断】

(1) 嗳气：呃逆为声短而频，不可自止；嗳气则为声长而缓，多能自控。

(2) 干呕：呃逆是气冲于喉，声短而频；干呕为气出于咽，声长而浊。

【治疗】

1. *辨证思路*　本病首辨轻重缓急。一过性呃逆，或发病时短，经治疗后未再发作者，多属功能性病变，属轻病；若年迈久病之人，无明显诱因下出现呃逆，反复发作，或治疗效果不明显，则多为器质性病变，故云，“久病呃逆属危候”。次辨寒热虚实，呃声有力，得热则减，遇寒则甚，舌淡苔白者多为寒证；呃声响亮，声高短促，口干口臭，便秘苔黄者多为热证；呃声无力，乏力汗出，脉虚弱者多为虚证；呃声响亮有力，脉实者多属实证。

2. 治疗原则　呃逆总由胃气上逆动膈而生，故治疗以降气为先，同时根据疾病的寒热虚实等不同，分别治之。如《湖岳村叟医案·呃逆门》云，“余见有因久病胃败之呃逆，有因寒气之呃逆，有因痰之呃逆，有因气冲上之呃逆，有因肝气郁结之呃逆，有孤阳不敛之呃逆，有火之呃逆，不一而足。病源不同，治法各殊……寒者，热之、温之；痰者，化之、吐之；火者，泻之、凉之；气冲上者，降之、顺之；肝气结者，疏之、平之；孤阳不敛者从引之、纳之”。

3. 辨证论治

(1) 实证

1) 气机郁滞

症状：多因情志不畅之后发生呃逆，胸满胁痛，喜叹息。舌淡红，苔薄白，脉弦。

治法：疏肝解郁，降逆止呃。

方药：五磨饮子加减。

2) 饮食停滞

症状：暴饮暴食或进食过快之后呃逆连连，反酸嗳腐，脘腹胀满，偶有大便不通，嗳气或矢气后稍缓解，或大便中可见不消化食物。舌淡红，苔薄白或白厚腻，脉弦或弦滑。

治法：和胃消食，降气平呃。

方药：保和丸加减。

3) 胃中寒冷

症状：呃声有力而沉，脘闷不舒，得热则减，遇寒则甚。舌苔白，脉迟或沉迟。

治法：温中散寒，降气止呃。

方药：丁香柿蒂汤加减。

4）胃火上逆

症状：呃声洪亮有力，口臭便秘，口干口苦。舌红，苔黄，脉滑或滑数。

治法：清热和胃，降逆止呃。

方药：竹叶石膏汤加减。

5）瘀血阻滞

症状：呃逆久治不愈，日轻夜重，面色晦暗。舌暗或边见瘀斑、瘀点，脉沉涩。

治法：活血通络，理气止呃。

方药：血府逐瘀汤加减。

（2）虚证

1）脾胃阳虚

症状：呃声无力，神疲少气，畏寒喜暖，自汗食少，腹冷便溏。舌淡，苔薄白，脉细弱。

治法：温中健脾，和中降逆。

方药：理中汤加减。阳虚甚者选附子理中汤加减。

2）胃阴不足

症状：呃声轻而难续，口干，饥而不欲食，便干难解。舌红少苔或光红无苔，脉细数。

治法：益胃养阴，和胃止呃。

方药：麦门冬汤加丁香。

4. 其他疗法

（1）取嚏法：以棉签轻轻刺激鼻黏膜，或鼻吸少量皂角末，得喷嚏可止。

（2）呼吸法：先屏住呼吸，数秒，然后快速吸气，可止。

（3）针刺法：实证者取天突、膈俞、期门、内关、足三里等穴，用泻法；虚者可取足三里、中脘、期门等穴，用补法，配合灸法。

# 呕　吐

**【定义】**

呕吐是指胃中有物，包括食物、痰涎、稀水、脓液等从口吐出的一种病症。有声无物谓之呕，有物无声谓之吐，呕与吐常同时发生，故并称呕吐。

**【病因病机】**

胃主通降，张锡纯云“阳明胃气以息息下行为顺”，因此凡导致胃气上逆的原因，均可引起呕吐，如《仁斋直指方》云，“呕吐出于胃气之不和，人所共知也。然有胃寒，有胃热，有痰水，有宿食，有脓血，有气攻，又有所谓风邪干胃”。

《考证病源》云，“呕吐者胃气逆而不下”，故胃失和降，胃气上逆是呕吐的基本病机。因外邪、饮食、痰饮、情志、痈脓、瘀血等引起者属实；因久病正衰引起者多属虚；但临床所见，纯虚纯实者寡，虚实夹杂者众，或气虚兼宿食，或气滞兼瘀血，或阳虚兼寒邪，或阴血见热毒，或气虚兼痰饮等。

**【诊断要点】**

(1) 临床以饮食、水饮、痰涎等胃内之物从胃中经口而出为主症。

(2) 结合相关病史，经头颅 CT 及 MRI 检查、妊娠试验排除中枢性呕吐及妊娠反应。

**【鉴别诊断】**

(1) 反胃：反胃的特点是朝食暮吐，暮食朝吐；而呕吐与进食时间相距较长。呕吐的特点是食后即吐，或不是亦吐，两者无明显关系及规律。

(2) 噎膈：噎膈的特点是饮食咽下不顺，或食后呕吐，进食不畅在先，呕吐在后；呕吐则进食顺利无碍，仅有呕吐。

**【治疗】**

1. 辨证思路

(1) 首辨胃外及胃腑之病。急性呕吐者，要结合头颅CT、MRI检查，血淀粉酶、上腹部CT、腹部立卧位X线检查等排除急性脑血管意外、急性胰腺炎、肠梗阻等胃外疾病所致呕吐。另外对于育龄期妇女，月经过期未至者，尚需排除妊娠反应。呕吐反复发作，治疗效果欠佳者，应积极做胃镜、上消化道钡餐检查；肿瘤标志物、肝肾功能等检查排除肿瘤、尿毒症等危重疾病。特别需要关注的是，应建议呕吐患者积极行胃镜检查，以提高早期食管癌、胃癌检出率，以免漏诊，错过最佳治疗时机。

(2) 对于胃腑疾病所致呕吐，次辨寒热虚实及呕吐原因。实证呕吐多起病较急，病程较短，若见寒热头痛者属外感；有情志失调病史、脘腹胀满明显者属气滞；见呕吐酸腐不化食物者属食积；见呕吐痰浊涎沫或清冷稀水者为痰饮；见寒战高热，胃痛有定处，甚至呕吐脓液者属痈肿；呕吐经久不愈，胃脘痛如针刺者属瘀血。呕吐病程较长，反复发作，多属虚证，伴见神疲乏力、自汗懒言者属气虚；伴见畏寒喜暖，肢冷便溏者属阳虚；伴口干舌燥，饥不欲食者属阴虚。

2. 治疗原则　和胃降逆止呕为治疗呕吐的基本原则。实者以祛邪为先，视病情性质不同施以解表祛邪、理气解郁、消食化滞、化痰蠲饮、活血化瘀、消肿排脓之法；虚者以扶正为要，根据气血阴阳的不同，或益气，或温阳，或养阴之法；虚实夹杂者，则予攻补并用。

3. 辨证论治

(1) 实证

1) 外邪犯胃

症状：突然呕吐，起病较急，伴见恶寒发热，胸脘满闷，不思饮食。寒湿者见舌苔白，脉濡缓；湿热者见口干口苦，舌黄或黄腻，脉滑或弦滑。

治法：疏邪解表，和胃降逆。

方药：寒湿者选藿香正气散加减；湿热者选黄连香薷饮加减。

2）饮食停滞

症状：呕吐酸腐或完谷，脘腹胀满，嗳气厌食，或恶闻食臭，食后加重，吐后反快，大便臭秽异常。苔厚腻，脉滑实。

治法：消食化滞，和胃降逆。

方药：轻者保和丸加减；重者枳实导滞丸加减。

3）痰饮内停

症状：呕吐物清水痰涎，肠鸣沥沥有声。苔白腻或水滑，脉弦或弦滑。

治法：温化痰饮，降逆止呕。

方药：小半夏加茯苓汤加减。

4）肝气犯胃

症状：呕吐每因情志不遂而发或加重，嗳气反酸，胸胁脘腹胀满，嗳气后则舒。舌淡红，苔薄白，脉弦。

治法：疏肝理气，和胃止呕。

方药：半夏厚朴汤合柴胡疏肝散加减。

5）瘀血阻滞

症状：呕吐反复发作，甚至呕吐血块，日轻夜重，胃脘疼痛如针刺，痛有定处。舌暗红或边见瘀斑、瘀点，舌下络脉迂曲，脉沉涩。

治法：活血通络，化瘀止呕。

方药：膈下逐瘀汤加减。

6）毒热痈肿

症状：突然高热寒战，胃痛有定处，胃脘局部灼热，甚至呕吐脓液。舌红，苔黄或厚腻，脉滑或滑数。

治法：清热解毒，排脓止呕。

方药：赤豆薏苡仁汤加金银花、白芥子。

(2) 虚证

1) 脾胃气虚

症状：呕吐时作时止，神疲乏力，少气懒言，胃纳不佳，口淡不渴，面白少华。舌质淡，苔薄白，脉濡弱。

治法：益气健脾，和胃降逆。

方药：香砂六君子汤加减。

2) 脾胃虚寒

症状：呕吐反复发作，畏寒乏力，喜温喜按，面色㿠白，肢冷便溏。舌质淡，苔薄白，脉虚迟。

治法：温中健脾，降逆止呕。

方药：理中汤合吴茱萸汤加减。

3) 胃阴不足

症状：呕吐量少，口干舌燥，饥不欲食，大便干结。舌红少津，苔少，或光红无苔，脉细数。

治法：滋阴养胃，和中降逆。

方药：麦门冬汤加减。

4. 其他疗法

(1) 单方验方：藿香 9 g，生姜 3 片，煎汤代茶饮；莱菔子 10 g，鸡内金 9 g，焦锅巴 100 g，研末冲服，每次 3～6 g，治疗食滞呕吐；黄连 6 g，生大黄 1.5 g，水煎服，可治胃热呕吐；生大黄 9 g，炙甘草 3 g，水煎服，每次少许饮用，治呕吐药不得入或顽固性呕吐。

(2) 针灸疗法：实证者取中脘、内关、脾俞等穴，针刺用泻法；虚证者可取神阙、中脘、隐白等穴，用灸法。

# 胃痞

【定义】

胃痞，又称心下痞，是指自觉心下满闷不舒，触之无行，按之柔软，压之无痛，伴有食少纳呆、嗳气、大便稀溏或排便不爽等症状。

本病多见于西医的慢性胃炎、功能性消化不良、胃神经官能症等疾病。

【病因病机】

主要由感受外邪、饮食不节、情志失调、素体虚弱等引起脾胃升降失调发生胃痞。

本病病位在胃，与肝脾关系密切。《类证治裁·痞满》曰："暴怒伤肝，气逆而痞。"《张氏医通·诸气门上》曰："肥人心下痞闷，内有痰湿也；瘦人心下痞闷，乃郁热在中焦；老人、虚人脾胃虚弱，运转不及。"《丹溪心法》曰："脾气不和，中央痞塞，皆土邪所谓也。"怒气伤肝，肝气郁滞，或饮食不节，痰湿内阻，或外邪直中脾胃，导致中焦气机不利，脾胃升降失调，发为胃痞。其病机为中焦气机不利，脾胃升降失调。本病初起多为气滞，以实证或实中夹虚为主，疾病日久，多以寒热错杂，或虚证及虚中夹实为主。

【诊断要点】

(1) 临床以胃脘痞塞，满闷不舒为主症，且按之柔软，望无胀形。

(2) 发病缓慢，时轻时重，反复发作在 2 个月以上。

(3) 发病多由饮食、情志、起居等诱因引起。

【鉴别诊断】

(1) 臌胀：朱震亨《丹溪心法·痞》云，“胀满内胀而外有形；痞者内觉痞闷，而外无胀急之形也”。臌胀以腹部胀大如鼓，皮色苍黄，青筋暴露为特征，主要部位为大腹；胃痞外无胀急之形，亦无皮色苍黄，腹皮青筋外露之表现，主要部位在胃脘部。

(2) 胸痹：胸痹主要部位在胸，主要以胸闷、胸痛、气短等症状，甚至胸痛彻背，背痛彻胸；胃痞主要部位在胃脘部，主要以胃脘满闷为主症，但无胸痛。

【治疗】

1. 辨证思路　本病应首辨虚实。初起以实痞为主，外邪内侵、饮食积滞、痰湿中阻、湿热内蕴、气机郁滞等多为实痞。疾病日久，脾胃虚弱，运化无力，邪气郁滞，多以虚证或虚实夹杂为主，脾胃气虚，日久伤阴，胃阴不足，失于濡养则为虚痞。再辨寒热，寒者痞满绵绵，得热则减，口淡不可，或渴不欲饮，舌淡苔白，脉沉迟或沉涩者；热者痞满势急，口渴喜冷，舌红苔黄，脉数者。

2. 治疗原则　治疗原则为调理脾胃升降，行气除痞消满为主要治则。《景岳全书·痞满》曰：“实痞实满者，可消可散；虚痞虚满者，非大加温补不可。”实痞宜祛邪，分别施以清热利湿、消食导滞、除湿化痰、疏肝理气；扶正宜补益，分别予以健脾和胃、补益中气、益胃养阴。

3. 辨证论治

(1) 脾胃湿热

症状：脘腹痞闷、胀痛，或嘈杂不舒，恶心呕吐，口苦口黏，大便不爽。舌红苔黄腻，脉滑数。

治法：清热化湿，和胃消痞。

方药：调气平胃汤或黄连温胆汤加减。

(2) 痰湿中阻

症状：脘腹痞闷不舒，胸膈满闷，头晕目眩，身重困倦，呕恶纳呆，口淡不渴，小便不利。舌苔白厚腻，脉沉滑。

治法：除湿化痰，理气和中。

方药：二陈平胃汤加减。

(3) 肝胃不和

症状：脘腹痞闷，胸胁胀满，心烦易怒，善太息，呕恶嗳气，或吐苦水，大便不爽。舌质淡红，苔薄白，脉弦。

治法：疏肝理气，和胃消痞。

方药：柴胡疏肝散加减。

(4) 饮食内停

症状：脘腹痞闷而胀，进食尤甚，拒按，嗳腐吞酸，恶食呕吐，或大便不调，矢气频频，味臭如败卵。舌苔厚腻，脉滑。

治法：消食和胃，行气消痞。

方药：保和丸加减。

(5) 寒热错杂

症状：胃脘满闷，恶心呕吐，口渴心烦，肠鸣下利。舌质淡，苔白或黄厚腻，脉沉或濡。

治法：辛开苦降，和胃消痞。

方药：半夏泻心汤加减。

(6) 脾胃虚弱

症状：胃脘痞满胀痛，时轻时重，嗳气、纳呆便溏，神疲乏力，少气懒言，语声低微。舌质淡，苔薄腻，脉细弱。

治法：益气健脾，消痞和胃。

方药：香砂六君子汤或补中益气汤加减。

(7) 胃阴不足

症状：脘腹痞闷，嘈杂，饥不欲食，恶心嗳气，口舌干燥，大便秘结。舌红少苔，脉细数。

治法：养阴益胃，调中消痞。

方药：益胃汤加减。

4. 其他疗法

(1) 单方验方：① 乌梅肉，略焙，饭后食 1 粒，或食话梅、山楂片。② 厚朴花 6 g，玫瑰花 6 g，开水冲泡，频饮，可用于痞满胸痛者。③ 紫苏叶 9 g，莱菔子 9 g，水煎服，用于痰湿中阻之胸脘痞闷。

(2) 中成药：① 越鞠丸：每次 6～9 g，每日 2 次，口服。② 保和丸：每次 6～9 g，每日 2 次，口服。③ 左金丸：每次 3～6 g，每日 2 次，口服。④ 二陈丸：每次 9～15 g，每次 2 次，口服。⑤ 补中益气丸：每次 6 g，每日 2 次，口服。⑥ 香砂养胃丸：每次 6～9 g，每日 2～3 次，口服。

(3) 针灸疗法：① 取中脘、内关、足三里、脾俞、胃俞、章门穴。实者用泻法；虚者用补法，并可加灸，或穴位埋线疗法。② 耳针疗法：取脾、胃、交感、神门、皮质下、内分泌、肝、胆穴。

# 胃 脘 痛

**【定义】**

胃脘痛，又称胃痛，是指主要指胃脘部近心窝处疼痛不适，常伴嗳气、胃灼热、反酸、恶心呕吐等症状的疾病。

本病相当于西医的胃炎、胃溃疡等。

**【病因病机】**

病因主要由感受外邪、饮食不节、情志失调、素体虚弱等引起脾胃升降失调，气机郁滞发生胃脘痛。

该病病位在胃，但与肝脾关系密切。其病机为胃气郁滞，胃失和降，不通则痛。初期以实证为主，后期以虚证或虚实夹杂为主。

**【诊断要点】**

(1) 胃脘痛疼痛为主要症状，其疼痛为胀痛、灼痛、隐痛、刺痛等不同性质。

(2) 伴胃灼热、反酸、纳差、恶心呕吐、嗳气吞酸等消化道症状。

(3) 发病前有明显诱因，如暴饮暴食、饥饿、忧思郁怒、外感六淫等。多有反复发作病史。

**【鉴别诊断】**

(1) 胸痛：胃脘痛是指心下胃脘部疼痛不适，多为胀痛、隐痛，伴纳差，恶心呕吐，嘈杂反酸等消化道症状。而胸痛是指胸部闷痛不适，甚则胸痛彻背，并向左肩背放射。休息或服药后可缓解，平素有心脏病史。

(2) 胁痛：胃脘痛多指胃脘部疼痛，肝气犯胃时可攻撑连胁而痛，兼有恶心嗳气，吞酸嘈杂等胃失和降的症状。而胁痛部位在上腹两侧胁肋部，常伴恶心，口苦等肝胆病症状，B超等检查可见肝胆疾病。

【治疗】

1. 辨证思路　一辨虚实：病程较短，痛而拒按，兼有食少腹胀者为实；病程较长，痛而喜按，伴有面色少华，体倦乏力者为虚。二辨寒热：寒者得温则减；热者痛势急迫，喜食冷饮。三辨气血：初病在气，久病入血。在气者，多见于胀痛，多与情志有关；疾病日久，邪气入络，导致瘀血内停，多为刺痛，疼痛部位固定不移。

2. 治疗原则　《景岳全书·心腹痛》曰："胃脘痛证，多有因食，因寒，因气不顺者，然因食因寒，亦无不皆关于气。盖食停则气滞，寒留则气凝。所以治痛之要，但察其果属实邪，皆当以理气为主。"《医学真传·心腹痛》曰："夫通者不痛，理也。但通之法，各有不同，调气以和血，调血以和气，通也；下逆者使之上行，中结者使之旁达，亦通也；虚者助之使通，寒者温之使通；无非通之法。"因此治疗原则为理气和胃止痛。邪盛者驱邪理气止痛，正虚者补气和胃止痛，寒热错杂者辛开苦降，理气和胃。

3. 辨证论治

(1) 寒邪客胃

症状：胃脘冷痛，拘急挛痛，遇冷加重，得温痛减，口淡不渴，或喜热饮，小便清长。舌质淡，苔薄白，脉弦紧。

治法：温中散寒，理气止痛。

方药：理中丸加减。

(2) 饮食内伤

症状：胃脘部胀满疼痛拒按，嗳腐吞酸，或呕吐不消化食物，吐后痛减，大便不爽，矢气或便后稍舒。舌红苔厚腻，脉弦滑。

治法：消食导滞，和胃止痛。

方药：保和丸加减。

(3) 湿热中阻

症状：胃脘灼痛，痛势剧烈，口干口苦，渴不欲饮，纳呆恶心，小便黄，大便不畅。舌红苔黄腻，脉滑数。

治法：清热化湿，理气止痛。

方药：连朴饮加减。

(4) 肝气犯胃

症状：胃脘胀痛，或攻窜两胁，郁怒后疼痛发作或加重，胸闷叹息，嗳气得舒，纳不欲食，排便不畅。舌质淡苔薄白或薄黄，脉弦。

治法：疏肝和胃，理气止痛。

方药：柴胡疏肝散加减。

(5) 瘀血阻络

症状：胃痛如针扎，痛有定处，昼轻夜重，经久不愈，甚至呕血，黑便。舌质紫暗，或有瘀斑、瘀点，脉沉涩或细弦涩。

治法：活血化瘀，通络止痛。

方药：失笑散或丹参饮加减。

(6) 脾胃虚寒

症状：胃脘部隐痛，喜按，纳差，嗳气呃逆，脘腹胀满，面色无华，神疲乏力，消瘦，大便稀薄，畏寒怕冷，四肢不温。舌淡，苔白腻，脉沉无力。

治法：温中健脾，和胃止痛。

方药：黄芪建中汤合四君子汤加减。

(7) 胃阴亏虚

症状：胃脘隐隐作痛，似饥而不欲食，胃中嘈杂，嗳气频频，口干咽燥，大便干结，舌红少津，脉细数。

治法：益胃养阴，和中止痛。

方药：益胃汤合芍药甘草汤加减。

4. *其他疗法*

(1) 单方验方：① 鸡内金、香橼各 10 g，共研细末，每次 1～

2 g。② 香橼连皮捣烂，加冰糖置瓷器中，每次15～20 mL，空腹开水送服。③ 治疗胃寒痛老生姜、红糖各半斤。用法：将生姜捣汁去渣，隔汤蒸一二十沸，再将红糖溶入收膏，4天服完，每日2次。④ 治胃寒痛木瓜1钱，吴茱萸5分，食盐1钱(炒)。用法：研末，开水送下。

(2) 常用中成药：① 香砂养胃丸，每次9 g，每日2次，口服。② 乌贝散，每次3 g，每日3次，口服。③ 加味左金丸，每次6 g，每日2次，口服。④ 气滞胃痛颗粒，每次1包，每日3次，口服。

(3) 针灸疗法：① 针刺：取中脘、天枢、太冲、神门穴。肝气郁滞者加阳陵泉、内关、期门；气郁化火者加三阴交、太溪、膻中；痰气交阻者加丰隆、气海、三阴交、公孙；脾胃虚弱者加脾俞、胃俞、隐白、章门。② 穴位敷贴：取中脘、胃俞、足三里穴。③ 耳针或耳穴压豆：可以选择脾、胃、交感等穴位，每周2次，两耳交替。④ 拔罐：取背俞穴给予拔火罐，每日1次，每次约10分钟。

# 吐　　血

**【定义】**

吐血是从胃中经口吐出或呕出，血色红或暗红，多夹有食物残渣，并常伴脘胁胀闷疼痛的病证。吐血又称呕血，古代曾将有声者称为呕血，无声者称为吐血。实际上吐血与呕血不易区别，故一般统称为吐血。

**【病因病机】**

吐血的常见病因主要饮酒过多或嗜食辛辣肥甘、情志不畅、劳倦过度等。这些病因可导致火热熏灼、迫血妄行或者气虚失于统摄、血溢脉外而发生吐血。

本病病位在脾胃，与肝关系密切。基本病机为火热熏灼、迫血妄行或者气虚不摄、血溢脉外。

**【诊断要点】**

(1) 吐血以血自口中吐出或呕出为主要临床表现，血色多暗红或鲜红，常夹有食物残渣。

(2) 吐血一般发病较急，吐血前多有胃脘疼痛或痞闷不适、恶心等症状。

(3) 多有胃痛、胁痛等反复发作的病史，发病前多有明显的诱因，如暴饮暴食、饮酒、药物、情志不遂等。

(4) 胃镜、上消化道钡餐等检查明确患有胃十二指肠疾病，并排除其他引起吐血的疾病。

**【鉴别诊断】**

吐血与咳血两者均经口而出，但两者表现不同。《医学正传·

血证》曰，“从胃而上溢于口者，曰呕血”“咳血嗽血者，出于肺也”。咳血是肺络受损所引起的病证，其血必经气道咳嗽而出，血色多鲜红，痰血相兼，或痰中带有血丝，或纯血鲜红，兼夹泡沫；咳血前常有咳嗽、喉痒、胸闷等症状，患者多有外邪犯肺或肺痨、久咳、喘证等病史。吐血是胃络受损引起的病证，其血经呕吐而出，血色暗红或鲜红，夹杂有食物残渣，吐血之前多有胃脘疼痛或痞闷不适、恶心等症状，且大便多为黑色，患者多有胃痛、胁痛等反复发作的病史。

**【治疗】**

1. 辨证思路　本证有虚实之分，以实证多见。《血证论・吐血》曰，“吐血之证，属实证者，十居六七”。属实者，多有火热迫血上行所致；因虚者，多因脾气虚弱，血失统摄所致。但总以火热灼伤胃络，或气虚血失统摄而妄溢于外为基本病机。

2. 治疗原则　吐血一证，病情较急，尤其是出血多者，有生命危险。《血证论・吐血》强调“存得一分血，便保得一分命”。《明医杂著・劳瘵》曰，“若先见血证，或吐衄火盛者，宜先治血”。故针对其主要病机，属实者以清火降逆、凉血止血为治则；属虚者以健脾益气摄血为治则。

3. 辨证论治

(1) 胃中积热

症状：吐血色红或紫暗，或夹食物残渣，大便色黑，脘腹胀满，甚则作痛，口臭便秘。舌红，苔黄腻，脉滑数。

治法：清胃泻火，化瘀止血。

方药：泻心汤合十灰散加减。

(2) 肝火犯胃

症状：吐血色红或紫暗，口苦胁痛，寐少梦多，烦躁易怒。舌质红绛，脉弦数。

治法：泻肝清胃，凉血止血。

方药：龙胆泻肝汤加减。

(3) 气虚血溢

症状：吐血反复发作，时轻时重，伴便血，或鼻齿衄血，血色暗淡，面色㿠白，头晕，心悸，夜寐不宁，神疲乏力。舌质淡，脉细无力。

治法：健脾益气，补气摄血。

方药：归脾汤加减。

4. 其他疗法

(1) 单方验方：① 鹿蹄草全草、龙牙草全草、盐肤木根、白茅根、活血丹全草各 9 g，水煎服。② 蚕豆苗(嫩茎叶)30 g，冷开水洗净，捣汁服(如无蚕豆苗，可改用蚕豆根 30 g 煎服)。③ 白及、侧柏叶(或乌贼骨)各 30 g，共研细末，每日 2 次，每次 3～6 g，用温开水调服。④ 大蓟、白茅根、藕节各 30 g，煎服，也可加韭菜汁少许一次服下。⑤ 地锦草、墨旱莲各 30 g，煎服。⑥ 茜草根 15 g，生藕节 30 g，煎服。⑦ 鲜芦根 90 g，生侧柏、仙鹤草各 30 g，煎服。

(2) 常用中成药：① 康复新液，每次 10 mL，每日 3 次，口服。② 云南白药胶囊，每次 2 粒，每日 3 次，口服(去胶囊)。常需联合西药治疗。

# 便 血

**【定义】**

凡血自大便而下，或血便夹杂而下，或在大便前后下血，或单纯下血，均称为便血。便血又称"血便""下血""泻血""结阴"等。

**【病因病机】**

便血的常见病因主要为嗜食醇酒肥甘、情志不畅、劳倦过度等。这些病因可导致热邪积于肠道，损伤肠络或者脾虚失于统摄，血不循经，溢入胃肠而发生。

基本病机为火与虚，火盛则迫血妄行，气虚则血无所摄、血液下渗而成便血之证。

**【诊断要点】**

(1) 血自大便而下，或血便夹杂而下，或在大便前后下血，或单纯下血，大便色鲜红、暗红或紫暗，甚至黑如柏油样，大便次数增多。

(2) 便血发作时可伴有腹痛、腹泻、大便性状次数改变、消瘦等症状。

(3) 患者可有腹痛、腹泻等反复发作的病史，发病前可有饮食不节、嗜食醇酒厚味等诱因。

(4) 实验室大便潜血试验阳性。内镜检查可明确诊断。

**【鉴别诊断】**

(1) 痢疾：痢疾与便血均有大便带血的表现，但两者明显不同。痢疾的便血为脓血相兼，且有腹痛、里急后重、肛门灼热症状；便血不伴里急后重、脓血相兼的症状。

(2) 痔疮：痔疮与便血均可见大便带血，其中痔疮属外科疾病，是常引起大便下血的一个病症。痔疮的大便下血，血色鲜红，并常伴有肛门异物感或肛门疼痛，作肛门及直肠指检时，可发现内痔或外痔，故临床不难鉴别。清代医家顾世澄著的《疡医大全》曰，"近世患痔者多，而痔中出血者亦不少，多有误认肠风、脏毒，而补泻尽属妄投；及余细审脉证，方知此血实从痔疮中出，痔愈，则血不治而自止"。

**【治疗】**

1. *辨证思路*　本证有虚实之分。《景岳全书·血证》曰："虽血之妄行，由火者多，然未必尽由于火也。故于火证之处，则有脾胃阳虚而不能统血者，有气陷而血亦陷者……大都有火者多因血热。无火者多因虚滑。故治血者，但当知虚实之要。"属实者，多有肠道湿热所致；初起实证多见，日久反复出血不止转为虚证；亦可因便血日久，营阴亏损，湿热未清而成虚中挟实之证。因虚者，多因脾胃虚寒所致，日久可致脾肾阳虚，亦可因虚证复感外邪，或脉络瘀阻而成虚中挟实之证。但总以胃肠脉络受损，血液下渗肠道所致引起便血为基本病机。

2. *治疗原则*　便血属热属实者，故治疗以清热泻火、凉血止血为主要治则。便血属虚属寒者，治疗以温中健脾、养血止血为原则。《景岳全书·血证》曾曰，"凡治血证，须知其要，而血动之由，惟火惟气耳。故察火者但察其有火无火，察气者但察其气虚气实"。

3. *辨证论治*

(1) 肠道湿热

症状：大便下血，血色红，大便不畅或大便溏薄，或腹部不适，或腹痛，口苦口臭。舌质红，舌苔黄腻，脉濡数。

治法：清化湿热，凉血止血。

方药：地榆散或槐角丸加减。

(2) 肝胃郁热

症状：便血紫暗或黑色，有时血色鲜红，脘胁胀痛，嘈杂泛酸，口苦而干，胃纳减退，心烦易怒，寐少梦多。舌质红，苔薄黄，脉弦数。

治法：泻肝清胃，凉血止血。

方药：丹栀逍遥散加减。

（3）气虚不摄

症状：便血，血色红或紫暗，脘腹不适，面色少华，头晕目眩，心悸，神倦乏力，纳谷不香，夜寐不宁。舌质淡红，脉细缓。

治法：益气健脾，养血摄血。

方药：归脾汤加减。

（4）脾胃虚寒

症状：大便下血，其色紫暗或黑如柏油样，脘腹隐隐作痛，痛时喜按喜暖，怯寒肢冷，饮食减退，神倦乏力，大便溏薄。舌质淡，苔薄，脉细缓无力。

治法：温阳健脾，养血止血。

方药：黄土汤加减。

4. 其他疗法

（1）单方验方：① 仙鹤草 30 g，煎服。② 侧柏叶、白及各 10 g，共研细末，每次 3～6 g，每日 2 次。③ 乌贼骨、白及、甘草各等量，研极细末，每次 3 g，每日 3 次。④ 大萝卜皮烧存性荷叶烧存性，生蒲黄等分为末，每服 3 g，米饮下。⑤ 橄榄枝烧存性，研末，每服 6 g，米饮下，治肠风下血。

（2）常用中成药：云南白药胶囊，每次 2 粒，每日 3 次，口服。常需联合西药治疗。

# 胁　　痛

**【定义】**

胁痛是指以一侧或两侧胁肋部疼痛为主要表现的病症，是临床较为常见的一种自觉症状。

**【病因病机】**

本病主要责之肝胆。七情所伤、外伤闪挫、湿热内侵、久病劳欲等导致湿邪内生、瘀血停积、血不荣络，均可导致胁痛。

胁痛的主要病位在肝胆，又与脾、胃、肾相关。基本病机为肝络失和，其病理变化可归结为“不通则痛”与“不荣则痛”两类。病理性质有虚实之分，其病理因素不外乎气滞、血瘀、湿热三者，因肝郁气滞、瘀血停着、湿热蕴结所导致的胁痛多属实证，是为“不通则痛”。因阴血不足，肝络失养所导致的胁痛则为虚证，属“不荣则通”。一般说来，胁痛初病在气，日久气滞转为血瘀，或气滞血瘀并见。实证日久，病邪伤阴，故临床可见虚实夹杂之证。

**【诊断要点】**

(1) 临床以一侧或两侧胁肋部疼痛为主要表现者，可诊断为胁痛。

(2) 胁痛的性质可以表现为刺痛、胀痛、灼痛、隐痛、钝痛等不同特点。

(3) 部分患者可伴见胸闷、腹胀、嗳气呃逆、急躁易怒、口苦纳呆、厌食恶心等症状。

(4) 常有饮食不节、情志内伤、感受外湿、跌仆闪挫或劳欲久病等病史。

(5) 实验室检查，如血常规、肝功能、胆囊造影、B超等检查有助于诊断。

**【鉴别诊断】**

(1) 胸痛：胸痛中有肝郁气滞证，与胁痛中的肝气郁结证病机基本相同。但胁痛以一侧或两侧胁肋部胀痛或窜痛为主，伴有口苦、目眩等症。而胸痛是以胸部胀痛为主，可涉及胁肋部，伴有胸闷不舒，心悸少寐。临证应分清主次，细心鉴别。

(2) 胃脘痛：胃脘痛也易与胁痛混淆。因为两病证中皆有肝郁的病机。但胃脘痛病位在胃脘，兼有嗳气频作、吞酸嘈杂等胃失和降的症状。而胁痛病位在胁肋部，伴有目眩、口苦等少阳经的症状，两者有别。

**【治疗】**

1. *辨证思路* ① 辨气血。② 辨虚实。③ 定脏腑。④ 辨证结合临床辅助检查。

2. *治疗原则* 治疗当以疏肝和络止痛为基本治则。实证以祛邪疏通为要；虚证以柔肝扶正为主。实证之胁痛，宜用理气、活血、清利湿热之法；虚证之胁痛，宜补中寓通，采用滋阴、养血、柔肝之法。

3. *辨证论治*

(1) 肝气郁结

症状：胁肋胀痛，走窜不定，甚则引及胸背肩臂，疼痛每因情志变化而增减，胸闷腹胀，嗳气频作，得嗳气而胀痛稍舒，纳少口苦。舌苔薄白，脉弦。

治法：疏肝理气。

方药：柴胡疏肝散加减。

(2) 肝胆湿热

症状：胁肋胀痛或灼痛，口苦口黏，胸闷纳呆，恶心呕吐，小便黄赤，大便不爽，或兼有身热恶寒，身目发黄。舌红苔黄腻，脉弦滑数。

治法：清热利湿。

方药：龙胆泻肝汤加减。

(3) 肝血瘀阻

症状：胁肋刺痛，痛有定处，痛处拒按，入夜痛甚，胁肋下或见有癥块。舌质紫暗，脉沉涩。

治法：祛瘀通络。

方药：膈下逐瘀汤加减。

(4) 肝阴不足

症状：胁肋隐痛，悠悠不休，遇劳加重，口干咽燥，心中烦热，头晕目眩。舌红少苔，脉细弦而数。

治法：养阴柔肝。

方药：一贯煎加减。

4. 其他疗法

(1) 单方验方：① 素馨花茶：素馨花 10 g，冰糖适量，用开水泡服，适用于肝气郁结型。② 郁金三七花煲瘦肉：三七花 15 g，郁金 10 g，猪瘦肉 100 g，共煲汤，加盐调味吃肉饮汤，适用于瘀血停着型。③ 鸡骨草煲瘦肉：鸡骨草 30 g，猪瘦肉 100 g，共煲汤，加盐调味吃肉饮汤，适用于湿热型。④ 沙参玉竹煲老鸭：北沙参、玉竹各 30 g，老鸭半只，加水煲至烂熟，加盐调味服食，适用于肝阴不足型。

(2) 常用中成药：① 金佛止痛丸，每次 5 g，每日 3 次。② 舒肝丸，每次 4 g，每日 2 次。③ 云南白药，每次 1 g，每日 3 次。④ 三七片，每次 3 片，每日 2 次。⑤ 龙胆泻肝丸，每次 9 g，每日 3 次。⑥ 六味地黄丸，每次 9 g，每日 2 次。

(3) 针灸疗法：① 体针：实证取期门、支沟、阳陵泉、足三里、太冲穴，用泻法；虚证取肝俞、肾俞、期门、行间、足三里、三阴交穴，用平补平泻法。② 耳针：选肝、胆、胸、神门穴，毫针浅刺，留针 30 分钟，也可用贴压法。③ 皮肤针：用皮肤针叩胸胁疼痛部位，加拔火罐，本法适用于劳伤胁痛。④ 穴位注射：用 10%葡萄糖10 mL，或加维生素 $B_{12}$ 注射液 0.1 mL，注入相应部位的夹脊穴，每穴注射

0.5～1 mL，适用于肋间神经痛。

（4）外治法：① 葱白 20 g，莱菔子 15 g，共捣烂后加热，外敷贴于痛处。② 香附 30 g，盐适量，混合后捣烂，外敷贴于痛处。

# 腹　痛

【定义】

腹痛是指胃脘以下，耻骨毛际以上部位发生疼痛为主要表现的一种脾胃肠病证，是消化系统疾病常见病症之一。腹部疼痛范围广泛，可有大腹、小腹、少腹、脐腹之分，但均归为腹痛统一论治。

【病因病机】

该病的发生主要由外邪入侵、饮食所伤、情志失调、瘀血内阻、脾胃素虚等导致脏腑气机不利，经脉气血阻滞，脏腑经络失养，不通则痛。

腹痛的部位在腹部，脏腑病位涉及肝、胆、脾、肾、大肠、小肠、膀胱等诸多脏腑，其病因病机不外寒、热、虚、实、气滞、血瘀等 6 个方面，但其间常常相互联系，相互影响，相因为病，或相兼为病，病变复杂。但形成本病的基本病机是脏腑气机不利，经脉气血阻滞，脏腑经络失养，不通则痛。本病初期多为实证，随着病情的发展逐渐转变为虚实夹杂以及虚证表现。

【诊断要点】

(1) 以胃脘以下，耻骨毛际以上部位的疼痛为主要表现，腹壁按之柔软，可有压痛，但无肌紧张及反跳痛。

(2) 常伴有腹胀，矢气，以及饮食、大便的异常等脾胃症状。

(3) 起病多缓慢，腹痛的发作和加重，常与饮食、情志、受凉、劳累等诱因有关。

(4) 腹部 X 线，B 超，结肠镜，大便常规等有关实验室检查发现腹部相关脏腑的异常。能排除外科、妇科腹痛，以及其他内科病证中出现的腹痛症状。

【鉴别诊断】

(1) 腹痛与胃痛：胃痛在上腹胃脘部、剑突下，位置相对较高；腹痛在胃脘以下，耻骨毛际以上的部位，位置相对较低。胃痛常伴脘闷，嗳气，泛酸等胃失和降，胃气上逆症状；而腹痛常伴有腹胀，矢气，大便性状改变等腹部疾病症状。相关部位的X线检查、纤维胃镜或肠镜检查、B超检查等有助于鉴别诊断。

(2) 内科腹痛与外科腹痛：外科腹痛多在腹痛过程中出现发热，即先腹痛后发热，其热势逐渐加重，疼痛剧烈，痛处固定，压痛明显，伴有腹肌紧张和反跳痛，血象常明显升高，经内科正确治疗，病情不能缓解，甚至逐渐加重者，多为外科腹痛。而内科腹痛常先发热后腹痛，疼痛不剧，压痛不明显，痛无定处，腹部柔软，血常规检查多无明显升高，经内科正确治疗，病情可逐渐得到控制。

【治疗】

1. 辨证思路　腹痛当辨寒热虚实缓急。腹部拘急冷痛，遇寒加剧，得热痛减者属寒；腹部灼痛，遇热加剧，得凉痛减者属热；痛势急剧，疼痛拒按，持续不减者属实；痛势绵绵，疼痛喜按，时缓时急者属虚。突然起病，腹痛骤作，病情属急；发病缓慢，病程迁延，痛势不甚，病情属缓。《杂病广要·腹痛》曰："辨之之法，但当察其可按者为虚，拒按者为实，久痛者多虚，暴痛者多实；得食稍可者为虚，胀满畏食者为实。痛徐而缓，莫得其处者多虚；痛剧而坚，一定不移者为实。痛在肠脏中，有物有滞者多实；痛在腔胁经络，不干中脏，而牵连腰背，无胀无滞者多虚"。

2. 治疗原则　腹痛的治疗以"通"为大法。实则泻之，虚则补之，热者寒之，寒者热之，滞者通之，瘀者散之。在辨明寒热虚实而辨证用药的基础上适当辅以理气、活血、通阳等疏导之法，标本兼治。

3. 辨证论治

(1) 寒邪内阻

症状：腹痛急起，剧烈拘急，得温痛减，遇寒尤甚，恶寒身蜷，手足不温，口淡不渴，小便清长，大便自可。苔薄白，脉沉紧。

治法：温里散寒，理气止痛。

方药：良附丸合正气天香散加减。

(2) 湿热积滞

症状：腹部胀痛，痞满拒按，得热痛增，遇冷则减，胸闷不舒，烦渴喜冷饮，大便秘结，或溏滞不爽，身热自汗，小便短赤。苔黄燥或黄腻，脉滑数。

治法：通腑泄热，行气导滞。

方药：大承气汤加减。

(3) 饮食停滞

症状：脘腹胀痛，疼痛拒按，嗳腐吞酸，厌食，痛而欲泻，泻后痛减，粪便奇臭，或大便秘结。舌苔厚腻，脉滑。

治法：消食导滞。

方药：枳实导滞丸加减。

(4) 气机郁滞

症状：脘腹疼痛，胀满不舒，痛引两胁，时聚时散，攻窜不定，得嗳气矢气则舒，遇忧思恼怒则剧。舌红，苔薄白，脉弦。

治法：疏肝解郁，理气止痛。

方药：柴胡疏肝散加减。

(5) 瘀血阻滞

症状：腹痛如锥如刺，痛势较剧，腹内或有结块，痛处固定而拒按，经久不愈。舌质紫暗或有瘀斑，脉细涩。

治法：活血化瘀，理气止痛。

方药：少腹逐瘀汤加减。

(6) 中虚脏寒

症状：腹痛绵绵，时作时止，痛时喜按，喜热恶冷，得温则舒，饥饿劳累后加重，得食或休息后减轻，神疲乏力，气短懒言，形寒肢冷，胃纳不佳，大便溏薄，面色不华。舌质淡，苔薄白，脉沉细。

治法：温中补虚，缓急止痛。

方药：小建中汤。

4. 其他疗法

(1) 单方验方：① 生姜 15 g，吴茱萸 9 g，吴茱萸研为细末，煎生姜汤送服，每日 2 次，主治寒性腹痛。② 蜀椒 5 g，面粉 150 g，生姜 3 片，蜀淑研为细末，与面粉和匀，煮汤，后加生姜煮，早晚服之，主治虚寒腹痛。③ 绿茶 2 g，赤芍 10 g，甘草 5 g，后两药加水 1 000 mL，煮 15 分钟，入茶，分 5 次服，主治胃肠痉挛痛。

(2) 常用中成药：① 保和丸，每服 3～6 g，每日 2 次，口服。② 附子理中丸，每服 2～3 g，每日 2～3 次，口服。③ 木香顺气丸，每服 3～6 g，每日 2～3 次，口服。④ 元胡止痛片，每服 2～3 片，每日 2～3 次，口服。

(3) 针灸疗法：针刺足三里、中脘、天枢、三阴交、太冲穴。太冲用泻法，其余主穴平补平泻。寒证可用艾灸。腹痛发作时，足三里强刺激 1～3 分钟。

# 泄　泻

**【定义】**

泄泻是指粪质稀薄，或完谷不化，甚至泻下如水，多伴有便次增多为特征的一类病症，常见于消化系统的某些疾病。

**【病因病机】**

该病的病因主要有感受外邪，饮食所伤，情志不调，禀赋不足，及久病脏腑虚弱等，引起脾虚湿盛，脾胃运化功能失调，肠道分清泌浊和传导功能失司而致。

脾虚湿盛是导致泄泻发生的关键因素。泄泻的病变多在脾，病理因素主要是湿。当然在具体的发病过程中，在外邪与内伤、外湿与内湿、脾胃与其他脏腑之间也是互相影响、互相转化、互为因果的。

**【诊断要点】**

(1) 临床以粪质稀薄为主要诊断依据。

(2) 常伴有便次增多、腹痛肠鸣、食少腹胀等胃肠道症状和发热、口渴、体乏无力等全身症状。

(3) 一年四季均可发病，夏秋季多见。

(4) 大便镜检（显微镜检查）、粪培养、结肠钡剂灌肠、电子肠镜等检查有助于诊断。

**【鉴别诊断】**

(1) 痢疾：泄泻与痢疾的病变均在肠，都有大便形质及次数的改变。但痢疾以腹痛、里急后重、便下赤白黏液为主，便后痛不减。病因病机为邪滞于肠，壅滞气血。泄泻以粪质稀薄，便次增多，甚而便下如水样为主，无里急后重之感，便后痛减。

(2) 霍乱：霍乱是呕吐与泄泻同时并作的病证，特点是起病急，变化快，病情凶险。起病时突然腹痛，继则吐泻交作，亦有少数病例不见腹痛而专为吐泻者。所吐之物均为未消化之食物，气味酸腐热臭；所泻之物多为夹有大便的黄色粪水，或如米泔而不甚臭秽，常伴恶寒、发热，部分患者在吐泻之后津液耗伤，筋失濡养而发生转筋，腹中绞痛；若吐泻剧烈，则见面色苍白，目眶凹陷，指螺皱瘪，汗出肢冷等阴竭阳亡之危象。其与泄泻之病势、预后截然不同。

**【治疗】**

1. 辨证思路　泄泻的辨证应着重围绕其发病、病程、便质、腹痛等情况，结合其他伴随症状和季节因素来进行。① 辨久暴缓急。② 辨泻下之物。③ 辨腹痛情况。④ 辨证结合临床辅助检查。

2. 治疗原则　健脾化湿为泄泻总的治疗原则。在具体治法的总结上，则首推明代李中梓在《医宗必读》中提出了著名的治泻九法，即淡渗、升提、清凉、疏利、甘缓、酸收、燥脾、温肾、固涩。在具体施治时，应注意：暴用分利，久宜升提；注重邪滞，涩不漫投；久泻多变，燮理寒热；湿盛土虚，善用风药；温燥分利，勿忘脾阴。

3. 辨证论治

(1) 寒湿困脾

症状：泄泻清稀，甚则如水样，脘闷食少，腹痛肠鸣，或兼外感风寒，则恶寒、发热、头痛、肢体酸痛。舌苔白或白腻，脉濡缓。

治法：芳香化湿，解表散寒。

方药：藿香正气散或胃苓汤加减。

(2) 湿热内蕴

症状：泄泻腹痛，泻下急迫，或泻而不爽，粪色黄褐，气味臭秽，肛门灼热，烦热口渴，小便短黄。舌质红，苔黄腻，脉滑数或濡数。

治法：清热利湿，升清降浊。

方药：葛根芩连汤加减。

(3) 食滞肠胃

症状：腹痛肠鸣，泻下粪便臭如败卵，泻后痛减，脘腹胀满，嗳腐酸臭，不思饮食。舌苔垢浊或厚腻，脉滑。

治法：消食导滞，通因通用。

方药：枳实导滞丸合保和丸加减。

(4) 肝气乘脾

症状：素有胸胁胀闷，嗳气食少，每因抑郁恼怒，或情绪紧张之时，腹痛泄泻，腹中雷鸣，攻窜作痛，矢气频作。舌淡红，脉弦。

治法：抑肝宁神，健脾扶土。

方药：痛泻要方合四逆散加减。

(5) 脾胃虚弱

症状：大便时溏时泻，迁延反复，食少、食后脘闷不舒，稍进油腻食物，则大便次数明显增加，面色萎黄，神疲倦怠。舌质淡，苔白，脉细弱。

治法：健脾益气，化湿止泻。

方药：参苓白术散加减。

(6) 肾虚不固

症状：黎明之前脐腹作痛，肠鸣即泻，完谷不化，腹部喜暖，泻后则安，形寒肢冷，腰膝酸软。舌淡苔白，脉沉细。

治法：温肾健脾，固涩止泻。

方药：四神丸加减。

4. 其他疗法

(1) 单方验方：① 适量食用扁豆花馄饨，治寒湿内盛证。② 适量食用豆蔻饼，治寒湿内盛证。③ 马齿苋粥，空腹食用，每日 2 次，治湿热内蕴证。④ 陈茗粥(陈茶叶 10 g，大米 100 g)，空腹食用，每日 2 次，治食滞肠胃证。⑤ 适量食用扁豆包子，治食滞肠胃证。⑥ 栗子猪腰粥，空腹食用，每日 2 次，治肾虚不固证。⑦ 白术

50 g,茯苓(去皮)35 g,上药细切,水煎至50 g,饭前服,治湿泻。

(2) 常用中成药:① 藿香正气液,每次10 mL,每日2次,口服。② 保和丸,每次6 g,每日2次,口服。③ 参苓白术散,每次6~9 g,每日3次,口服。④ 四神丸,每次9 g,每日2次,口服。

(3) 针灸疗法:① 针刺:取天枢、足三里等穴疏通胃经;阴陵泉、三阴交等穴疏通脾经;气穴、交信等穴疏通肾经;章门、期门、太冲等穴疏通肝经。② 灸法:用艾灸盒或麦粒灸或隔姜灸中脘、气海、关元、神阙、脾俞、胃俞、阴陵泉、足三里等穴。③ 穴位敷贴:将药贴直接外黏患者的腹部神阙、气海、天枢等穴。

(4) 推拿或结合脉冲磁治疗仪治疗:适用于小儿泄泻。

# 便　　秘

【定义】

便秘是指由于大肠传导功能失常导致的以大便排出困难，排便时间或排便间隔时间延长为临床特征的一种大肠病证。

【病因病机】

本病的发生主要与饮食不节、情志失调、年老体虚、感受外邪有关，导致邪滞大肠，腑气闭塞不通或肠失温润，推动无力，大肠传导功能失常。本病病位在大肠，并与脾、胃、肺、肝、肾密切相关。

【诊断要点】

(1) 大便排出困难，排便时间或(及)排便间隔时间延长，便质多干硬。重者大便艰难，干燥如栗。

(2) 起病缓慢，多属慢性病变过程。常伴有腹胀腹痛，头晕头胀，嗳气食少，心烦失眠，以及汗出，气短乏力，心悸头晕等症状。

(3) 发病常与外感寒热，内伤饮食情志，脏腑失调，坐卧少动，年老体弱等因素有关。

(4) 结肠镜等有关检查，常有助于便秘的诊断和鉴别诊断。

【鉴别诊断】

便秘与积聚两者均可在腹部出现包块。但便秘者，常出现在左下腹，而积聚的包块在腹部各处均可出现；便秘多可扪及条索状物，积聚则形状不定；便秘之包块排便后消失，积聚之包块则与排便无关。

【治疗】

1. *辨证思路*　便秘当辨虚实寒热。腹胀腹痛，嗳气频作，面赤口臭，舌苔厚，多属实。便质不干，欲便不出，便下无力，心悸气短，腰膝酸软，四肢不温，舌淡苔白；或大便干结，潮热盗汗，舌红无苔，脉细数，多属虚。便质干结，排出艰难，舌淡苔白滑，多属寒；便质干燥坚硬，便下困难，肛门灼热，舌苔黄燥或垢腻，则属热。

2. 治疗原则　实证以祛邪为主，分别施以泻热、温散、理气之法，辅以导滞之品，标本兼治，邪去便通；虚证以养正为先，依阴阳气血亏虚的不同，主用滋阴养血、益气温阳之法，酌用甘温润肠之药，标本兼治，正盛便通。

3. 辨证论治

（1）肠道实热

症状：大便干结，腹部胀满，面红身热，口干口臭，心烦不安，小便短赤。舌红苔黄燥，脉滑实。

治法：清热润肠。

方药：麻子仁丸加减。

（2）肠道气滞

症状：大便干结，或不甚干结，欲便不得出，或便而不畅，肠鸣矢气，腹中胀痛，胸胁满闷，嗳气频作，饮食减少。舌苔薄腻，脉弦。

治法：顺气行滞。

方药：六磨汤加减。

（3）阴寒积滞

症状：大便艰涩，腹痛拘急，胀满拒按，胁下偏痛，手足不温，呃逆呕吐。舌苔白腻，脉弦紧。

治法：温里散寒，通便导滞。

方药：大黄附子汤加减。

（4）脾虚气弱

症状：便质并不干硬，也有便意，但排便困难，需努责方出，挣得汗出短气，便后乏力，体质虚弱，面白神疲，肢倦懒言。舌淡苔白，脉弱。

治法：补气润肠，健脾升阳。

方药：黄芪汤加减。

(5) 肾阳亏虚

症状：大便或干或不干，皆排出困难，小便清长，面色㿠白，四肢不温，腹中冷痛，得热痛减，腰膝冷痛。舌淡苔白，脉沉迟。

治法：温阳润肠。

方药：济川煎加减。

(6) 阴虚肠燥

症状：大便干结，如羊屎状，形体消瘦，头晕耳鸣，心烦失眠，潮热盗汗，腰酸膝软。舌红少苔，脉细数。

治法：滋阴润肠通便。

方药：增液汤加减。

(7) 血虚肠燥

症状：大便干结，排出困难，面色无华，心悸气短，健忘。口唇色淡，脉细。

治法：养血润肠。

方药：润肠丸加减。

4. 其他疗法

(1) 单方验方：① 白术 60 g，生地黄 30 g，升麻 3 g，水煎服；或单用白术 60 g，水煎服，治老年性便秘。② 望江南 30 g，单味煎汤一次口服，用于治疗习惯性便秘。③ 当归 20 g，肉苁蓉 20 g，沏水代茶饮，用于治疗阴虚血亏、肠中干燥而便秘者。

(2) 常用中成药：① 清宁丸，每次 6 g，每日 1～2 次，开水送服。② 三黄片，每次 4 片，每日 2～3 次，口服。③ 木香槟榔丸，每次 3～6 g，每日 2～3 次，口服。④ 补中益气丸，每次 6 g，每日 2～3 次，口服。

(3) 针灸疗法：针刺大肠俞、天枢、支沟、上巨虚穴。热结加合谷、曲池；气滞加中脘、行间；气血虚弱加脾俞、肾俞；寒秘灸气海、神阙。

# 黄　疸



**【定义】**

黄疸是以目黄、身黄、尿黄为主要临床表现的一种病证。其中以目睛黄染为主要特征。

**【病因病机】**

黄疸多由感受时气疫毒、湿热风寒诸邪、酒食不节、七情不和、劳倦内伤等因素导致肝、胆、脾胃等脏腑功能失调，胆汁不循常道，外溢肌肤，下注膀胱而成。

黄疸的发病，从病邪来说，主要是湿浊之邪，故《金匮要略·黄疸病脉证并治》有"黄家所得，从湿得之"的论断；从脏腑病位来看，不外脾胃、肝、胆，而且多是由脾胃累及肝胆。黄疸的发病是由于内外之湿阻滞于脾胃、肝、胆，导致脾胃运化功能失常，肝失疏泄，或结石、积块瘀阻胆道，胆液不循常道，随血泛溢而成。病理属性与脾胃阳气盛衰有关，中阳偏盛，湿从热化，则致湿热为患，发为阳黄；中阳不足，湿从寒化，则致寒湿为患，发为阴黄。至于急黄则为湿热夹时邪疫毒所致，也与脾胃阳气盛衰相关。不过，正如《丹溪心法·疸》所言："疸不用分其五，同是湿热。"临床以湿从热化的阳黄居多。阳黄和阴黄之间在一定条件下也可相互转化，阳黄日久，热泄湿留，或过用寒凉之剂，损伤脾阳，则湿从寒化而转为阴黄；阴黄重感湿热之邪，又可发为阳黄。

**【诊断要点】**

（1）以目黄、身黄、小便黄为主症，其中目黄为必备的症状。

（2）常伴脘腹胀满，纳呆呕恶，胁痛，肢体困重等症。

(3) 常有饮食不节，与肝炎患者接触，或服用损害肝脏的药物等病史，以及过度疲劳等诱因。

(4) 血清总胆红素、直接胆红素、尿胆红素、尿胆原、谷丙转氨酶、谷草转氨酶检测，及B超、CT、胆囊造影等检查，有助于诊断与鉴别诊断。

**【鉴别诊断】**

(1) 萎黄：黄疸的病因为感受时邪，饮食所伤，脾胃虚弱，砂石、积块瘀阻等；萎黄的病因为大失血，久病脾虚等。黄疸的病机是湿浊阻滞，脾胃肝胆功能失调，胆液不循常道，随血泛溢；萎黄的病机是脾虚不能化生气血，或失血过多，致气血亏虚，肌肤失养。黄疸以目黄、身黄、小便黄为特征；萎黄以身面发黄且干萎无泽为特征，双目和小便不黄，伴有明显的气血亏虚证候，如眩晕耳鸣，心悸少寐等。两者的鉴别以目黄的有无为要点。

(2) 黄胖：黄胖多与虫证有关，诸虫尤其是钩虫居于肠内，久之耗伤气血，脾虚生湿，致肌肤失养，水湿渐停，而引起面部肿胖色黄，身黄带白，但眼目不黄。《杂病源流犀烛·诸疸源流黄胖》对此论述颇详："黄胖宿病也，与黄疸暴病不同。盖黄疸眼目皆黄，无肿状；黄胖多肿，色黄中带白，眼目如故，或洋洋少神。虽病根都发于脾，然黄疸则由脾经湿热郁蒸而成；黄胖则湿热未甚，多寄生虫或食积所致，必吐黄水，毛发皆直，或好食生米茶叶土炭之类。"两者的鉴别也以目黄的有无为要点。

**【治疗】**

1. *辨证思路*　黄疸的辨证应以阴阳为纲，围绕病因、病史、病程、肤色、二便、舌脉，结合饮食等情况来进行。

(1) 辨阳黄与阴黄。

(2) 辨阳黄中湿热的偏重。

(3) 辨急黄。

2. *治疗原则*　根据本病湿浊阻滞，脾胃肝胆功能失调，胆液不循常道，随血外溢的病机，其治疗大法为祛湿利小便，健脾疏肝利胆。故《金匮要略》有“诸病黄家，但利其小便”之训。并应依湿从热化、寒化的不同，分别施以清热利湿和温中化湿之法；急黄则在清热利湿基础上，合用解毒凉血开窍之法；黄疸久病应注意扶助正气，如滋补脾肾，健脾益气等。

3. 辨证论治

(1) 阳黄

1) 热重于湿

症状：初起目白睛发黄，迅速至全身发黄，色泽鲜明，右胁疼痛而拒按，壮热口渴，口干口苦，恶心呕吐，脘腹胀满，大便秘结，小便赤黄、短少。舌红，苔黄腻或黄糙，脉弦滑或滑数。

治法：清热利湿，佐以通腑。

方药：茵陈蒿汤加减。

2) 湿重于热

症状：身目发黄，但不如前者鲜明，无发热或身热不扬，右胁疼痛，脘闷腹胀，头重身困，嗜卧乏力，纳呆便溏，厌食油腻，恶心呕吐，口黏不渴，小便不利。舌苔厚腻微黄，脉濡缓或弦滑。

治法：利湿化浊，佐以清热。

方药：茵陈五苓散或甘露消毒丹加减。

(2) 急黄

症状：起病急骤，黄疸迅速加深，身目呈深黄色，胁痛，脘腹胀满，疼痛拒按，壮热烦渴，呕吐频作，尿少便结，烦躁不安，或神昏谵语，或衄血尿血，皮下紫斑，或有腹水，继之嗜睡昏迷。舌质红绛，苔黄褐干燥，脉弦大或洪大。

治法：清热解毒，凉血开窍。

方药：千金犀角散加减。

(3) 阴黄

症状：身目俱黄，黄色晦暗不泽或如烟熏，右胁疼痛，痞满食少，神疲畏寒，腹胀便溏，口淡不渴。舌淡苔白腻，脉濡缓或沉迟。

治法：温中化湿，健脾和胃。

方药：茵陈术附汤加减。

（4）虚黄

症状：黄疸时退时发，发则病急，发热寒战，身目发黄，其色较淡不鲜，呕吐恶心。平素可见纳差，肢体倦怠乏力，心悸气短，头晕，脘腹作胀，或胁下痞块，大便溏薄。舌淡苔薄腻，脉濡细小数。

治法：补益脾气，升阳泻浊。

方药：升阳除湿汤合当归补血汤加减。

4. 其他疗法

（1）单方验方：① 葶苈子适量，将葶苈子洗净，炒至黄色，再焙干研为细末，每日 2 次，每次 6 g，用黄酒送服。② 南瓜皮 30 g，黄柏 3 g，将南瓜皮、黄柏放入锅内，倒入 3 碗水，煎至 1 碗，每日 1 剂，水煎服 2 次。③ 甘蔗 250～500 g，绿茶 6 g，将甘蔗去皮，切成小片，加 500 mL 水煮沸，5 分钟后取出，趁热冲泡绿茶，每日 1 剂，分 3 次服。④ 冬瓜皮、西瓜皮各 30 g，葫芦壳 30～60 g，将上药煎汤，取上清汁，每日 1 剂，煎服 2 次。

（2）常用中成药：① 茵栀黄颗粒，每次 6 g，每日 3 次，口服。② 郁茵利胆颗粒，每次 5 g，每日 3 次，口服。③ 胆宁片，每次 5 片，每日 3 次，口服。④ 清开灵注射液 20 mL 加入到 10%葡萄糖 200 mL 中，静脉滴注，每日 1 次。

（3）针灸疗法：① 阳黄：针刺胆俞、中封、阳陵泉、内庭、三阴交等穴，腹胀配中脘，呕吐配内关，便秘配大肠俞。② 阴黄：针灸脾俞、公孙、中脘、足三里，配命门、天枢。

（4）外治法：① 中药外治法：吹鼻法、扑粉法、熏洗法、擦药法、脐疗法、敷药法和膏药法。② 物理疗法：洗浴法、烙法、放血法、取黄法、按摩法。

（5）蓝光照射治疗：间断蓝光可用于治疗新生儿黄疸。

# 第四章

# 食管疾病

# 贲门失弛缓症

【定义】

贲门失弛缓症(achalasia of cardia, AC)是一种原发性食管运动功能障碍性疾病,是由于食道神经功能障碍,食道缺乏蠕动,食道下括约肌(LES)高压和在吞咽时呈失弛缓状态,以致食物难以顺利地进入胃而滞留于食道内,而使食道扩张、延长或弯曲的一种疾病。

本病属于中医学“噎膈”“反胃”“呕吐”的范畴。

【诊断要点】

1. 临床表现

(1) 吞咽困难:几乎所有的患者都有不同程度的吞咽困难。

(2) 反流:多为当日进食的食物或宿食,部分患者夜间睡眠时反流症状加重。

(3) 非心源性胸痛:常位于胸骨后、剑突下或胸骨下端,可放射至肩、颈部或心前区。疼痛性质不一,可表现为针刺样、灼烧样痛、隐痛或剧烈的挤压样痛,可发生在进食时,也可自发性疼痛,口服硝酸甘油制剂可缓解。

(4) 其他:反流物误吸入呼吸道称肺吸入(ASP),可导致支气管肺部感染和夜间哮喘发作。重症和病程较长者,可有明显体重减轻、营养不良和贫血。

2. 辅助检查

(1) 上消化道钡餐造影:典型影像可见食管下段扩张,末端变细,LES处紧闭呈“鸟嘴”征,特异度约为75%。如予硝酸甘油或硝苯地平片舌下含化，则可见下端松弛。

(2) 胃镜检查：可见食管腔口径明显增大、宽阔。根据门齿到贲门的距离可推算出食管明显延长。食管正常蠕动消失，但管壁全周有小的轮状收缩环。食管黏膜大致正常或因食物潴留呈现糜烂、充血水肿。

(3) 食管测压：食管测压能观察食管各部位运动情况。尤其是对内镜检查和食管钡餐未见明显改变或临床表现不典型者。可早期诊断、判断病情程度、鉴别原发性食管运动障碍性疾病，还可进行评价疗效。

**【鉴别诊断】**

1. 西医鉴别诊断　需与胃食管反流病、食管肿瘤、食管感染性病变等疾病继发的食管狭窄及吞咽困难相鉴别。食管吞钡造影和食管测压都能提供食管蠕动和括约肌功能的情况，胃镜及组织病理学检查可结合鉴别。除器质性病变外，还当与癔症功能性的吞咽困难（梅核气）相鉴别。

2. 中医鉴别诊断　需与呃逆病相鉴别。本病属中医“噎膈”“反胃”“呕吐”范畴，当明辨疾病阶段，早期以痰气互结为主要表现，随疾病进展可挟血瘀，久病则脏腑虚弱。呃逆亦属于胃气上逆所致的病变，但以喉间呃呃连声，声短而频，不能自制为主要表现，临证可明辨。



**【治疗】**

1. 中医治疗

(1) 痰气交阻

证候：吞咽困难，反流痰涎，脘腹胀满，嗳气等。

治法：理气化痰。

方药：旋覆代赭汤合利膈化痰丸加减。

(2) 痰瘀互结

证候：吞咽困难，反胃，呕吐，胸骨后疼痛。

治法：化痰祛瘀。

方药：启膈散合血府逐瘀汤加减。

(3) 脾胃虚弱

证候：吞咽困难，食入呕吐，泛吐清水，纳食不佳，身倦乏力，面色萎黄等。

治法：益气健脾。

方药：补中益气汤合旋覆代赭汤加减。

2. 西医治疗　目前尚无有效方法恢复已损害的肌间神经丛功能，对本病的治疗目的在于解除 LES 的松弛障碍，降低 LES 的压力和预防并发症。

(1) 一般治疗

1) 轻症患者，应指导患者少食多餐，进餐时细嚼慢咽。避免进食冷及刺激性食物。

2) 可给予药物如硝酸甘油制剂、钙通道阻滞剂等。注意避免使用促胃动力药。

3) 有精神和心理障碍者，应给予安慰和抗焦虑药。

4) 晚期重症患者，当潴留物较多，食管高度扩张时，可禁食或抽吸，使食管排空。

(2) 内镜下治疗

1) 内镜下注射 A 型肉毒杆菌毒素：A 型肉毒毒素不阻断神经兴奋的传导，神经和肌肉都没有兴奋性和传导性的损害，这种作用也称为化学去神经作用。

2) 内镜下球囊扩张术：治疗 AC 的一线疗法。主要通过外力扩张括约肌，使其部分肌纤维断裂而达到缓解的目的。该技术有微创，操作简单，单次扩张费用低，近期疗效确切的优点。

3) 内镜下支架植入术：支架扩张是一个逐步、缓慢的过程，支架随患者体温上升到 36℃，而逐步扩张至预定直径，造成贲门肌环行肌部分慢性撕裂，其扩张持续时间较长，且患者痛苦较小。具有操作简便、并发症少、回收方便、疗效好的优点。

4）手术治疗：主要以贲门肌的切开术为主，通过切开沿食管纵轴贲门肌并在黏膜外进行剥离，以松弛食管下括约肌，效果较好。

# 食 管 癌

**【定义】**

食管癌(esophageal cancer, EC)是起源于食管黏膜上皮的恶性肿瘤,是临床常见的恶性肿瘤之一。流行病学资料显示:在全球范围内,食管癌的发病率在恶性肿瘤中位居第 8 位,死亡率居第 6 位。

本病属于中医学“噎嗝”的范畴。

**【诊断要点】**

1. 临床表现　胸骨后疼痛不适、进食通过缓慢并有滞留感或哽噎感、进行性吞咽困难、上腹部隐痛不适、消化道出血(呕血、黑便等)、消瘦等是食管癌的可能症状。

2. 辅助检查

(1) 内镜检查和病理活检:目前诊断早期食管癌的金标准。内镜下可直观地观察食管黏膜的改变,评估癌肿的状态,并可通过染色、放大等方法评估病灶性质、部位、边界和范围,完成筛查和早期诊断。

1) 内镜下分型:依照 2002 年巴黎分型标准和 2005 年巴黎分型标准更新版,表浅型食管癌及其癌前病变(Type 0)分为隆起型病变(0－Ⅰ)、平坦型病变(0－Ⅱ)和凹陷型病变(0－Ⅲ)。0－Ⅰ型又分为有蒂型(0－Ⅰp)和无蒂型(0－Ⅰs)。0－Ⅱ型根据病灶轻微隆起、平坦、轻微凹陷分为 0－Ⅱa、0－Ⅱb 和 0－Ⅱc 3 个亚型。

2) 病变层次分类:病变仅局限于上皮内,未突破基底膜者,为 M1(原位癌/重度异型增生,Tis)。早期食管癌分为黏膜内癌和黏

第四章 食管疾病

膜下癌。黏膜内癌分为M2和M3。M2指病变突破基底膜，浸润黏膜固有层；M3指病变浸润黏膜肌层。黏膜下癌分为SM1、SM2和SM3。SM1指病变浸润黏膜下层上1/3；SM2指病变浸润黏膜下层中1/3；SM3指病变浸润黏膜下层下1/3。

3）组织病理检查标准：在病理上分为食管鳞状细胞癌（esophageal squamous cell carcinoma，ESCC）、食管腺癌（esophageal adenocarcinoma，EAC）以及少数未分化癌、癌肉瘤、小细胞癌等。

4）TNM分期法：根据1987年国际抗癌联盟（UICC）提出的食管癌TNM分期法，T代表肿瘤侵及的深度，N代表有无淋巴结转移，M代表有无远隔脏器转移。

（2）超声内镜（EUS）：可清楚显示食管壁层次结构的改变、浸润深度和病变与邻近脏器的关系，T分期的准确率可达74%～86%。

（3）CT检查：目前国内在进行食管癌临床分期时应用最为普遍的影像学手段。临床上CT扫描常用于明确有无远处转移和转移部位，也可辅助EUS评估淋巴结转移状态。

（4）MRI检查：MRI对食管癌T分期和N分期的诊断与CT相当，但扫描时间长，易受心脏、大血管搏动和呼吸运动影响产生伪影，可能影响肿瘤的T分期。

（5）PET-CT检查：PET-CT是PET和CT的融合，可同时评价病变的解剖结构异常和代谢功能异常。PET-CT在检测食管癌远处转移方面具有明显优势，但对早期食管癌的诊断价值有限。

**【鉴别诊断】**

1. 西医鉴别诊断　内镜下需与食管平滑肌瘤相鉴别。食管平滑肌瘤可见隆起于正常黏膜下的圆形肿物，食管蠕动时见黏膜下的“滑动”现象。

某些疾病如肺癌纵隔淋巴结转移、纵隔肿物、纵隔淋巴结炎症等可压迫食管造成严重狭窄，可产生吞咽困难，亦应与食管癌相鉴别。

2. 中医鉴别诊断　需与梅核气相鉴别。本病属中医“噎膈”范畴，噎膈者，隔塞不通，食不能下，而梅核气者自觉咽中如物梗死不适，与进食并无妨碍。

【治疗】

1. 中医治疗　中医多将本病归因于痰、郁、瘀、虚四端，在此基础上进行辨证治疗和调养。

(1) 痰气交阻

证候：吞咽困难，呕吐痰涎，脘腹胀满，嗳气等。

治法：理气化痰。

方药：旋覆代赭汤合利膈化痰丸加减。

(2) 痰瘀互结

证候：吞咽困难，胸骨疼痛，胸膈痞满等。

治法：化痰祛瘀。

方药：启膈散合桃红饮加减。

(3) 津伤瘀结

证候：吞咽困难，呕血，形体消瘦，肌肤甲错，面色晦暗，五心烦热等。

治法：生津散结。

方药：沙参麦冬汤合通幽汤加减。

(4) 气虚阳微

证候：吞咽困难，食入呕吐，纳食不佳，身倦乏力，面色萎黄，大便正常或溏稀等。

治法：温阳健脾。

方药：补气运脾汤加减。

2. 西医治疗　食管癌的治疗以外科手术，内镜治疗，结合化、放疗的综合治疗为主。

(1) 外科手术治疗：食管癌的外科手术治疗包括肿瘤的切除

和消化道的重建。较早期的食管癌应行根治性即完全性切除，包括食管及其周围的结缔组织和引流区域的淋巴结，食管的切除争取距肿瘤上下缘3～5 cm以上。用胃重建食管是目前最常用和最可靠的方法。

(2) 内镜治疗

1) 内镜下切除治疗：内镜下切除治疗主要用于淋巴结转移风险低，且可能完整切除的食管癌病变。早期食管癌常用的内镜切除技术主要包括内镜下黏膜切除术(endoscopic mucosal resection, EMR)、内镜黏膜下剥离术(endoscopic submucosal dissection, ESD)等。

2) 内镜下非切除治疗：内镜下非切除治疗目前有射频消融术(radiofrequency ablation, RFA)，是利用电磁波的热效应发挥治疗作用，使组织脱水、干燥和凝固坏死，从而达到治疗目的。在多发的、病变较长或累及食管全周的早期食管癌及其癌前病变的治疗中具有明显优势，其作用均匀，且治疗深度控制在1 000 μm左右，降低了穿孔和术后狭窄的发生率。

(3) 化、放疗：目前根据食管癌分期可选择术前放疗，术前化疗，术前同期化、放疗，术后放疗和术后化疗多种方案。

1) 术前放疗：目前认为术前放疗对延长总体远期生存作用有限，但能显著延长有重度放疗反应者的长期生存率。术前放疗能提高外科切除率，减少局部复发率。还适用于肿瘤有外侵或癌性粘连、外科切除有困难者。

2) 术前化疗：目前认为，与单纯手术组相比，术前化疗可能改善胸段食管癌患者的生存率，但证据不充分。

3) 术前同期化、放疗：一般认为较术前单一放疗或化疗的效果更佳。虽加重了不良反应，但尚算安全可行。

4) 术后放疗：对于根治性切除并有局部淋巴结转移的患者或局部外侵严重的患者，术后放疗可能获益。

5) 术后化疗：食管鳞癌有脉管瘤栓和多个淋巴结转移者可考

虑给予术后辅助化疗；食管腺癌可选择术后辅助化疗。

6）化疗用药：2012 年美国国家综合癌症网（NCCN）指南推荐新的辅助放、化疗的主要化疗药物方案：① 1 级证据支持：顺铂/氟尿嘧啶[5 - 氟尿密啶（5 - FU）或卡培他滨]、紫杉醇/卡铂。② 2A级证据支持：顺铂/紫杉醇、奥沙利铂/氟尿嘧啶（5 - FU 或卡培他滨）。③ 2B级证据支持：卡铂/5 - FU、伊立替康/顺铂、多西他赛或紫杉醇/氟尿嘧啶（5 - FU 或卡培他滨）、奥沙利铂/多西他赛/卡培他滨。

# 胃食管反流病

**【定义】**

胃食管反流病(gastroesophageal reflux disease, GERD)是由多种因素造成的消化动力障碍性疾病，目前定义为由胃内容物反流入食管，引起不适症状和(或)并发症的一种疾病。

本病属于中医学“吐酸”“反胃”等范畴，也有专家提出以“食管瘅”作为本病的中医病名。

**【诊断】**

由于GERD患者临床表现多样，除典型的反流症状外，常伴有食管外症状，因此GERD的诊断应以患者临床反流症状为基础，结合胃镜、24小时食管pH及胆红素监测、食管测压等检查及质子泵抑制剂(PPI)试验综合考虑。

1. 临床表现

(1) 典型症状：包括反酸、胃灼热、反食、胸骨后痛、嗳气等，卧位、弯腰及腹压增高时可加重症状，饱餐、热饮、酸食、辣食、饮酒、吸烟等可诱发症状的产生。

(2) 非典型症状：GERD的非典型症状多指食管外刺激症状。最常见的有咽部异物感、咳嗽、气喘、声音嘶哑、吞咽困难、吞咽痛等。当反流物被吸入气管及肺部，可引起支气管炎、吸入性肺炎、哮喘、肺不张、肺间质纤维化等呼吸道疾病。一部分咽喉炎、牙酸蚀、鼻窦炎、耳炎、睡眠呼吸暂停综合征等疾病也被证实与本病有关。

(3) 重叠症状：GERD与功能性消化不良常有症状重叠，腹胀、早饱、嗳气等症状在GERD患者中非常常见。部分患者可与肠易激综合征便秘型与腹泻型相重叠，出现反复便秘或腹泻的表现。

(4) 生活质量与精神心理状态：GERD患者常因症状反复发作、难以治愈、需长期服用药物等因素引起生活质量的降低，久则产生精神心理障碍。焦虑抑郁情绪在患者群中较为普遍，由于焦虑、抑郁或夜间反流又可引起不同程度的睡眠障碍。

2. 辅助检查

(1) 内镜检查：可证实有无反流性食管炎或Barrett食管存在。

1) 反流性食管炎分级标准：参照1994年美国洛杉矶世界胃肠病大会制定的洛杉矶分类法(LA分类法)。

A级：食管黏膜有一个或几个黏膜破损，长度小于5 mm；

B级：一个或几个黏膜破损，长度大于5 mm，但破损间无融合现象；

C级：超过2个皱襞以上的黏膜融合性损伤，但小于75%的食管周径；

D级：黏膜破损相互融合范围累积至少75%的食管周径。

2) Barrett食管诊断标准：内镜检查发现食管远端存在橘红色的柱状上皮化生即可诊断，须注明组织学类型及是否存在肠上皮化生。

(2) 24小时食管阻抗及pH监测：阻抗技术可用来检测腔内液体和(或)气体的流动，利用食管不同的阻抗特性区分液体、气体及气-液混合反流。食管阻抗联合24小时食管pH监测可进一步将胃食管反流分为酸反流、轻度酸反流及非酸反流，全面评估胃食管反流事件的发生。接受检查的患者要求在检查前2～3天停用抑酸剂、促动力剂，以免出现假阴性结果。

(3) 食管测压：食管测压不直接反映胃食管反流，但能反映食管胃交界处的屏障功能，可测定食管各部分在静息时和吞咽时的压力变化及上食管括约肌和咽肌群间的协调运动，可用于指导 pH 电极定位、评估术前食管功能、预测手术疗效。此外，食管测压能帮助预测抗反流治疗的疗效并判断是否需要长期维持治疗。

**【鉴别诊断】**

1. 西医鉴别诊断

(1) 嗜酸性粒细胞性食管炎：嗜酸性粒细胞性食管炎为免疫介导的罕见疾病，食管活检是诊断依据，在高倍镜视野下可见嗜酸性粒细胞聚集。

(2) 心源性疾病：当患者以胸痛为主诉时，极易与心源性疾病相混淆。应做心电图及运动负荷试验，必要时进行心肌核素灌注显像或冠状动脉造影。如排除心源性疾病，又符合 GERD 诊断标准时，可明确诊断。

(3) 食管癌：食管癌的典型症状是进行性吞咽困难，内镜检查可协助明确诊断。

2. 中医鉴别诊断　本病属中医学“吐酸”“反胃”范畴，临证当与噎膈、呃逆相鉴别。吐酸病可伴有不同程度的吞咽困难，应与噎膈直接与进食吞咽相关的食难下咽相鉴别。

**【治疗】**

1. 中医治疗

(1) 肝胃郁热

证候：胃灼热，反酸，嘈杂易饥，心烦易怒，大便干结。舌红苔黄。

治法：疏肝泄热，和胃降逆。

方药：柴胡疏肝散合左金丸加减。

(2) 胆热犯胃

证候：口苦咽干，胃灼热，脘胁胀痛，心烦失眠。舌红苔黄或苔黄腻。

治法：清化胆热，降气和胃。

方药：龙胆泻肝汤合温胆汤加减。

(3) 中虚气逆

证候：反酸，反吐清水，嗳气反流，神疲乏力。

治法：疏肝理气，健脾和胃。

方药：四逆散合六君子汤加减。

(4) 气郁痰阻

证候：咽部梗阻，咽部不适，胸部不适，夜间呛咳。舌苔白腻。

治法：开郁化痰，降气和胃。

方药：旋覆代赭汤合半夏厚朴汤加减。

(5) 瘀血阻络

证候：胸骨后疼痛不适，后背疼痛，刺痛为主，伴有胃灼热反酸。舌质紫暗或有瘀斑。

治法：活血化瘀，行气止痛。

方药：血府逐瘀汤加减。

2. 西医治疗

(1) 一般治疗：为了减少卧位及夜间反流可将床头抬高 15～20 cm，以患者感觉舒适为度。餐后易致反流，故睡前不宜进食，白天进食后亦不能立即卧床。应避免穿紧身衣、紧束腰带等使腹压升高的因素。避免进食能使食管下端括约肌压(LESP)降低的食物，如巧克力、咖啡、浓茶等。避免应用降低 LESP 的药物及影响胃排空延迟的药物，如抗胆碱能药、三环类抗抑郁药、硝酸甘油制剂、钙离子拮抗剂、茶碱、β2-肾上腺素能受体激动剂等。

(2) 药物治疗

1) 质子泵抑制剂(proton pump inhibitor, PPI)：抑制胃酸分泌是目前治疗 GERD 的主要措施，我国胃食管反流病共识意见指出伴有食管炎的 GERD 治疗首选 PPI，推荐采用标准剂量，疗程 8 周。目前临床可供选择的 PPI 药物有奥美拉唑、兰索拉唑、泮托拉唑、雷贝拉唑和埃索美拉唑。

2) $H_2$ 受体阻滞剂(H2 receptor antagonist, H2RA)：我国胃食管反流病共识意见指出 H2RA 仅适用于轻至中度 GERD 治疗，其治疗 RE 愈合率为 50%～60%，烧心症状缓解率为 50%。临床试验提示 H2RA 缓解轻至中度 GERD 症状疗效优于安慰剂，但症状缓解时间短，且 4～6 周后大部分患者出现药物耐受，长期疗效不佳。

3）促胃肠动力药：多项研究证实，促动力药物对轻度 GERD 有一定效果，疗效和 H2RA 近似，尤其适用于夜间反酸伴有胆汁反流者，对伴随腹胀、嗳气等动力障碍症状效果明显优于 PPI，而对中、重度 GERD 疗效较差。我国 2006 年胃食管反流病共识意见专家一致认为促动力药可作为抑酸药物治疗的辅助用药。现今常用的促胃肠动力药有多潘立酮、西沙比利、莫沙比利、伊托比利和替加色罗。

（3）手术治疗：外科抗反流手术可以抑制一过性食管下括约肌松弛（TLESR），腹腔镜下胃底折叠术是一种可选的较为成熟的治疗方法，它可能治愈胃食管动力学紊乱而使其易让人接受。但是，该手术的并发症如吞咽困难、腹泻和腹胀等发生率较高。目前常用的内镜治疗方法有内镜缝合治疗、射频治疗、内镜下注射或植入治疗和新近发明的内镜下全层折叠系统，其中内镜缝合治疗和射频治疗是唯一经美国 FDA 批准用于治疗 GERD 的内镜治疗术，但还需与药物治疗和腹腔镜胃底折叠术进行大规模、随机、双盲试验来评价这两种内镜治疗术治疗 GERD 的作用。

# 第五章

# 胃肠道疾病

# 急性胃炎

【定义】

急性胃炎(acute gastritis)系由各种原因所致的急性胃黏膜炎症病变。急性胃炎包括四种类型,即单纯性、出血糜烂性、腐蚀性和化脓性,在日常生活较常见的是急性单纯性胃炎,而由于抗生素广泛应用,急性化脓性胃炎已罕见。也有人将急性胃炎分为外因性和内因性两类。凡致病因子经口进入胃内引起的胃炎称外因性胃炎,包括细菌性胃炎、中毒性胃炎、腐蚀性胃炎、药物性胃炎等;凡有害因子通过血循环到达胃黏膜而引起的胃炎,称内因性胃炎,包括急性传染病合并胃炎、全身性疾病(尿毒症、肝硬化、肺源性心脏病、呼吸衰竭等)合并胃炎,化脓性胃炎、过敏性胃炎和应激性病变。近年来由于内镜的广泛应用,发现应激性病变很常见,为急性上消化道出血的常见病因之一。

中医根据急性胃炎的临床表现,将其归属于中医学"呕吐"病范畴。

【诊断要点】

1. 临床表现　本病发病急,常于进污染食物后数小时至 24 小时发病,症状轻重不一。主要症状为上腹部不适、腹痛、恶心、呕吐、吐物为酸臭的食物,呕吐剧烈时可吐出胆汁,甚至血性液体。如同时合并肠炎,可出现脐周绞痛,腹泻大便呈糊状或黄色水样便,不带脓血,每日数次至十数次。可伴有发冷发热、脱水、电解质紊乱、酸中毒,甚至休克。体征可有上腹或脐周轻压痛,肠鸣音亢进。

2. 辅助检查　多数患者白细胞在正常范围内或轻度增高,沙门氏菌属感染者可轻度减少。呕吐物或可疑食物培养可能发现致病菌，血培养阴性。如致病的毒性食物明确或食者集体发病，可诊断为食物中毒。

【鉴别诊断】

1. 西医鉴别诊断

(1) 消化性溃疡：消化性溃疡上腹部疼痛有节律性、周期性，病程长，不难和急性单纯性胃炎鉴别，胃镜检查能够确诊病因。

(2) 急性胰腺炎：急性胃炎时上腹部疼痛伴恶心、呕吐，与急性胰腺炎相似。但急性胰腺炎上腹部疼痛剧烈且常向腰背部放射，甚至可引起休克。可伴恶心、呕吐，但呕吐后腹痛不缓解，而急性胃炎呕吐后腹痛常缓解，腹痛程度也轻。检查血和尿淀粉酶或腹部B超易于鉴别。

(3) 急性胆囊炎：急性胆囊炎时右上腹痛，墨菲征阳性，可伴黄疸。腹部B超检查易于鉴别。

2. 中医鉴别诊断

(1) 反胃：反胃与呕吐均属于胃部病变，病机都是胃失和降，气逆于上，都有呕吐的表现。反胃脾胃虚寒，胃中无火，难以腐熟水谷，朝食暮吐，暮食朝吐，吐出宿谷不化，吐后舒适。呕吐可有外感、饮食、情志等致胃气上逆，以有声有物之呕吐，吐出当餐、当日之食物，吐无定时。

(2) 噎膈：噎膈与呕吐皆有呕吐的症状。噎膈进食梗阻不畅，或食不得入或食入即吐，病位在食道。呕吐进食顺畅，吐无定时，病在胃。

【治疗】

1. 一般治疗　祛除病因，卧床休息，给予清淡、易消化之流食，呕吐严重者禁食。

2. 中医治疗

(1) 辨证论治：辨证选择口服中药和中成药。

1) 饮食伤胃

证候：呕吐酸腐，胃脘疼痛，脘腹胀满，恶心，厌食，嗳气，大便不爽。舌质红或暗红，苔厚腻，脉滑。

治法：消食导滞，降逆止呕。

方药：保和丸加减。

中成药：加味保和丸等。

2）风寒袭胃

证候：突然呕吐，胃脘剧痛，吐出物清稀而无酸腐，头身疼痛，恶寒发热，口淡不渴，大便不调，或伴有肠鸣泄泻。舌质淡红或舌尖红，苔白或白腻，脉弦。

治法：疏风散邪，温中止呕。

方药：香苏散加减。

中成药：胃苏颗粒、气滞胃痛颗粒等。

3）暑湿伤胃证

证候：胸脘满闷疼痛，恶心呕吐，头身重痛，发热汗出，口渴或口中黏腻，小便短赤，大便不爽。舌质红，苔白腻或黄腻，脉濡。

治法：清暑化湿，益胃止呕。

方药：藿香正气散加减。

中成药：藿香正气滴丸、藿香正气软胶囊等。

4）浊毒犯胃

证候：呕吐频繁，胃脘灼热疼痛或痞闷，心烦不寐，口干口苦，大便秘结，小便短赤。舌红或暗红，苔黄厚腻，脉滑或滑数。

治法：化浊解毒，和胃止呕。

方药：连朴饮合黄连温胆汤加减。

中成药：胃肠安丸等。

5）湿浊中阻

证候：恶心呕吐，脘痞不食，头身困重，胸膈满闷，或心悸头眩，身热不扬，大便黏腻不爽。舌淡红或暗红，苔白腻，脉滑。

治法：化湿泄浊，理气止呕。

方药：三仁汤加减。

中成药：三九胃泰等。

6）脾胃虚弱

证候：呕吐清水，胃脘隐痛，或脘腹痞闷，纳谷不振，神疲乏力，大便稀溏。舌淡红，苔薄白，脉细弱。

治法：健脾养胃，调中止呕。

方药：香砂六君子汤加减。

中成药：香砂养胃丸等。

（2）其他疗法

1）针刺

A. 体针：主穴取足三里、中脘、内关。外邪犯胃者加公孙、合谷；饮食停滞者加公孙、天枢、下脘；肝气犯胃者加阳陵泉、太冲；浊毒壅盛者加阳陵泉、丰隆、支沟、天枢；素体虚弱者加脾俞、胃俞、章门、三阴交。

B. 水针：[取穴]足三里。[药物]维生素 $B_6$。[功能]和胃降逆。[主治]急性胃炎见呕吐、嗳气等。[用法]维生素 $B_6$ 100 mg 单侧足三里封闭，每日 1～2 次。[禁忌]对本药过敏者。

2）辨证敷贴

A. 穴位敷贴 1：[取穴]中脘、双侧内关。[药物]清半夏粉，用生姜汁适量调成糊状。[功能]化湿利浊，和胃止呕。[主治]湿浊中阻所致的呕吐。[用法]研末，生姜汁调，敷于上述穴位，12 小时后去除，每日 1 次。

B. 穴位敷贴 2：[取穴]脾俞、胃俞、中脘、天枢、气海。[药物]大黄、丁香各 1 份。[功能]化浊解毒，和胃止呕。[主治]浊毒犯胃所致的呕吐。[用法]研末，生姜汁调，敷于上述穴位，12 小时后去除，每日 1 次。

C. 穴位敷贴 3：[取穴]中脘、双侧内关。[药物]姜汁炒黄连、紫苏叶、白蔻仁、神曲。[功能]健脾和胃，消食止呕。[主治]饮食停滞所致的呕吐。[用法]研末，生姜汁调，敷于上述穴位，12 小时后去除，每日 1 次。

D. 穴位敷贴 4：[取穴]中脘、双侧内关。[药物]荜拨、川椒。

[功能]散寒止呕止痛。[主治]风寒袭胃所致的呕吐、胃痛。[用法]研末,生姜汁调,敷于上述穴位,12 小时后去除,每日 1 次。

3. 西医治疗

(1) 抗菌治疗:由细菌引起者口服链霉素 0.5 g,每日 4 次或小檗碱(黄连素)0.3 g,每日 3 次;伴腹泻者可用吡哌酸或庆大霉素。

(2) 纠正水电解质紊乱:口服葡萄糖或补液盐(ORS),一般服 1 000 mL,呕吐严重或脱水者应给予静脉滴注,用生理盐水或平衡盐与 5%葡萄糖按 2∶1 或 3∶1 的比例配合,静脉滴注。

(3) 对症治疗:腹痛明显者可口服解痉剂颠茄片 8 mg,每日 3 次;或普鲁苯辛 15 mg,每日 3 次。或阿托品 0.5 mg,皮下或肌内注射。呕吐可口服莫沙必利 5 mg,每日 3 次;或多潘立酮(吗丁啉)10 mg,每日 3 次。

# 慢性胃炎

【定义】

慢性胃炎(chronic gastritis)是一种常见的多发病,其发病率居各种胃病之首,主要由于胃黏膜上皮遇到各种致病因子,如药物、微生物、毒素和胆汁反流等的反复刺激,发生慢性持续性炎症性病变后形成。

本病属于中医学“胃脘痛”的范畴。

【诊断要点】

1. 临床表现　慢性浅表性胃炎缺乏特异性症状,症状的轻重与胃黏膜的病变程度并不一致。大多数患者或有程度不同的消化不良症状如上腹隐痛、食欲减退、餐后饱胀、反酸等。个别患者伴黏膜糜烂者上腹痛较明显,并可有出血。

(1) 上腹痛:疼痛多不规律,与饮食无关,一般为弥漫性上腹部灼痛、隐痛、胀痛等,极少数患者表现为绞痛并向背部放射,易误诊为心绞痛。

(2) 胃脘痞满:上腹部胀满痞闷,并且以进食后明显,或堵塞沉重,似有东西阻隔于胸口部,嘈杂,恶心欲呕。

(3) 嗳气:因胃酸缺乏,胃内发酵产气等因素使胃内气体积存,导致嗳气发生。

(4) 纳差:慢性胃炎多有食欲减退,或时好时坏。

(5) 大便不调:大便不规律,时干时溏,有些人易出现习惯性便秘,或经常性腹泻,肠鸣,腹胀。

2. 体征　慢性胃炎缺乏典型的阳性体征。体格检查时可有上腹压痛，少数患者可有消瘦及贫血。

3. 辅助检查

(1) 胃液分析：浅表性胃炎胃酸多正常，广泛而严重的萎缩胃炎胃酸降低，尤以胃体胃炎更为明显，浅表性如疣状胃炎也可有胃酸增高。

(2) 血清学检测：慢性萎缩性胃炎血清胃泌素常中度升高，这是因胃酸缺乏不能抑制G细胞分泌之故。若病变严重，不但胃酸和胃蛋白酶原分泌减少，内因子分泌也减少，因而影响维生素$B_{12}$也下降；血清PCA常呈阳性(75%以上)。

(3) 胃肠X线钡餐检查：慢性浅表性胃炎X线钡餐下可表现为胃黏膜纹增粗、迂曲，可呈锯齿状，胃窦部出现激惹征。而慢性萎缩性胃炎可表现为黏膜变细，胃窦部黏膜呈异常皱褶、锯齿状边缘或切迹，以及胃小区异常改变。但由于慢性胃炎的病变仍在黏膜层，以上征象不是十分具有特异性，X线检查对慢性胃炎的诊断意义不大。

(4) 胃镜检查：慢性胃炎的诊断主要靠胃镜检查，其胃镜下表现有以下几点：

1) 浅表性胃炎：内镜下可见红斑(点状、条状、片状)、黏膜粗糙不平、出血点或出血斑、黏膜水肿或渗出。

2) 萎缩性胃炎：内镜下可见黏膜红白相间、以白为主、黏膜皱襞变平甚至消失、黏膜血管显露、黏膜呈颗粒状或结节样。如伴有胆汁反流、糜烂、黏膜内出血等，可描述为萎缩性胃炎或浅表性胃炎伴胆汁反流、糜烂、黏膜内出血等。

(5) 胃镜病理诊断：根据需要可取2～5块活检组织，内镜操作医师应向病理科提供取材的部位、内镜检查结果和简要病史。病理医师应报告每一块活检标本的组织学变化，对Hp、慢性炎症、活动性炎症、萎缩、肠上皮化生和异型增生应予以分级。慢性胃炎活检显示有固有腺体的萎缩，即可诊断为萎缩性胃炎，不必考虑活检标本的萎缩块数与程度，临床医师可结合病理结果和内镜检查所见，做出病变范围与程度的判断。

**【鉴别诊断】**

1. 西医鉴别诊断

(1) 胃癌：慢性胃炎之症状如纳差、上腹不适、贫血等，少数胃窦胃炎的X线征象与胃癌颇相似，需特别注意鉴别。胃镜检查及活检有助于鉴别。

(2) 消化性溃疡：两者均有慢性上腹痛，但消化性溃疡以上腹部规律性、周期性疼痛为主；而慢性胃炎疼痛很少有规律性并以消化不良为主。鉴别依靠胃镜检查。

(3) 慢性胆道疾病：如慢性胆囊炎、胆石症常有慢性右上腹痛、腹胀、嗳气等消化不良的症状，易误诊为慢性胃炎。但该病胃肠检查无异常发现，胆囊造影及B超异常可最后确诊。

(4) 其他：如肝炎、肝癌及胰腺疾病亦可因出现纳差、消化不良等症状而延误诊治，全面检查可防止误诊。

2. 中医鉴别诊断

(1) 痞满：胃痛与痞满的病位皆在胃脘部，且胃痛常兼胀满，痞满时有隐痛，应加以鉴别。胃痛以疼痛为主，痞满以痞塞满闷为主；胃痛者胃脘部可有压痛，痞满者则无压痛。

(2) 心痛：胃脘痛多发生于青壮年，疼痛部位在上腹胃脘部，疼痛性质多为胀痛、隐痛，痛势不剧，其痛与饮食关系密切，常伴有吞酸，嗳气，恶心呕吐等症状；心痛多发生于老年，其痛在胸部或左前胸，疼痛性质多为刺痛、绞痛，有时剧痛，且痛引肩背及手少阴循行部位，痛势较急，常伴有心悸，短气，汗出，脉结代等症状。

**【治疗】**

1. 一般治疗　慢性胃炎的治疗，首先应除去各种可能的致病因素，如彻底治疗急性胃炎及口腔、咽喉部慢性感染灶，避免对胃有刺激的食物及药物，戒烟酒等。饮食宜节制，不宜暴饮暴食，要调控情志，避免精神过度紧张或忧伤。

2. 中医治疗

(1) 辨证论治：选择口服中药和中成药。

1) 肝胃气滞

证候：胃脘胀满或胀痛，胁肋胀痛，症状因情绪因素诱发或加重，嗳气频作，胸闷不舒。舌苔薄白，脉弦。

治法：疏肝理气。

方药：柴胡疏肝散加减。

中成药：气滞胃痛颗粒、胃苏颗粒等。

2) 肝胃郁热

证候：胃脘饥嘈不适或灼痛，心烦易怒，嘈杂反酸，口干口苦，大便干燥。舌质红苔黄，脉弦或弦数。

治法：疏肝清热。

方药：化肝煎合左金丸加减。

中成药：加味左金丸等。

3) 脾胃湿热

证候：脘腹痞满，食少纳呆，口干口苦，身重困倦，小便短黄，恶心欲呕。舌质红，苔黄腻，脉滑或数。

治法：清热化湿。

方药：黄连温胆汤加减。

中成药：三九胃泰胶囊等。

4) 脾胃气虚

证候：胃脘胀满或胃痛隐隐，餐后明显，饮食不慎后易加重或发作，纳呆，疲倦乏力，少气懒言，大便溏薄。舌淡或有齿印，苔薄白，脉沉弱。

治法：健脾益气。

方药：香砂六君子汤加减。

中成药：香砂六君丸等。

5) 脾胃虚寒

证候：胃痛隐隐，绵绵不休，喜温喜按，劳累或受凉后发作或加重，泛吐清水，神疲纳呆，四肢倦怠，手足不温，大便溏薄。舌淡苔白，脉虚弱。

治法：温中健脾。

方药：黄芪健中汤合理中汤加减。

中成药：温胃舒胶囊、虚寒胃痛颗粒等。

6）胃阴不足

证候：胃脘灼热疼痛，胃中嘈杂，似饥而不欲食，口干舌燥，大便干结。舌红少津或有裂纹，苔少或无，脉细或数。

治法：养阴益胃。

方药：沙参麦冬汤加减。

中成药：养胃舒胶囊、阴虚胃痛颗粒等。

7）胃络瘀阻

证候：胃脘痞满或痛有定处，胃痛拒按，黑便，面色暗滞。舌质暗红或有瘀点、瘀斑，脉弦涩。

治法：活血通络。

方药：丹参饮合失笑散加减。

中成药：复方田七胃痛胶囊、胃复春等。

（2）其他疗法

1）针刺：针刺足三里可解除幽门痉挛，加强胃收缩，促进胃排空，对脾胃虚证（包括虚寒证）胃肠功能低下者有一定帮助；针刺足三里、中脘可使胃酸增加，对缺乏胃酸之治疗有帮助；针刺公孙、内关、梁丘则能抑制胃酸分泌，对胃酸增高之患者可选用。

2）推拿按摩：用于按摩院腹部中脘穴，作环形按摩，节律平等，轻重适度，每日 1～2 次，每次 15 分钟，能促进胃肠蠕动和排空，增强胃肠分泌功能，减轻胃肠瘀血，改善血循环，有助于脾胃运化、解痉止痛。

3）腹部透热疗法：以超短波或红外线在上腹部理疗，或腹部热敷“理疗热”等，可改善胃黏膜血流量，有利于缓解症状和胃黏膜之修复；但理疗必须无溃疡病存在；热敷必须无急性炎症。适用于脾胃虚寒的患者。

3. 西医治疗

(1) 病因治疗：如果检测到幽门螺杆菌感染或有胆汁反流，可做相应治疗。

1) 抗幽门螺杆菌(Hp)治疗：可采用经典四联疗法——质子泵抑制剂(PPI)＋铋剂＋两种抗生素。标准剂量PPI＋标准剂量铋剂＋(克拉霉素500 mg＋阿莫西林1 000 mg或甲硝唑400 mg)。

2) 抑制胆汁反流：考来烯胺每次3～4 g，每日3～4次，硫糖铝每次0.5～1 g，每日3次。亦可给予熊去氧胆酸(UDCA)，每次100 mg，每日3次。另外，多潘立酮、莫沙比利等药可增强胃蠕动，促进胃排空，协助胃、十二指肠运动，防止胆汁反流。

(2) 对症治疗

1) 抑酸治疗：用于胃酸分泌增高或正常分泌的患者，能减轻吐酸、胃灼热等症状，有利于减轻胃黏膜的损伤和炎症的修复。若胃酸偏低或无酸者则不宜运用。适当抑制胃酸分泌可采用抑酸药($H_2$受体阻滞剂、PPI等)。

2) 抗酸治疗：包括各类弱碱性物质及各种复方制品。当前认为铝碳酸镁(达喜)除有中和酸的作用外，尚有强化黏膜防御功能和抑制损伤因子的作用。

3) 对症解痉止痛、消胀：加强胃动力改善，也是消除症状的一个重要方面，如多潘立酮、莫沙必利较为理想，可增加食管下括约肌张力，增强胃蠕动，促进胃排空，协调胃和十二指肠运动，防止胆汁反流，调节和恢复胃肠运动，对消除饱胀感、腹胀、餐后不适、上腹烧灼感、恶心等有良好的效果。

4) 胃黏膜保护剂：主要作用是促进黏液分泌、细胞再生稳定细胞膜，增加内源性前列腺素E。① 硫糖铝、胶体果胶铋、枸橼酸铋钾、吉法酯(惠加强)等；② 前列腺素类；③ 替普瑞酮(施维舒胶囊)；④ 瑞巴派特(膜固思达)；⑤ *L*-谷氨酰胺类(麦滋林)。

# 功能性消化不良

**【定义】**

功能性消化不良(functional dyspepsia, FD)是指具有上腹胀痛,早饱,嗳气,纳差,恶心,呕吐等不适症状,经检查排除引起这些症状的器质疾病的一组临床综合征,症状可持续或反复发作,病程一般规定为超过1个月或在12月中累计超过12周,FD是临床上最常见的一种功能性胃肠病。

本病属于中医学"痞满"的范畴。

**【诊断要点】**

1. 临床表现　无特征性的临床表现,主要有上腹痛、上腹胀、早饱、嗳气、纳差、恶心、呕吐等。可单独或以一组症状出现。

(1) 早饱是指进食后不久即有饱感,以致摄入食物明显减少。

(2) 上腹胀多发生于餐后,或呈持续性进餐后加重。

(3) 早饱和上腹胀常伴有嗳气。恶心、呕吐并不常见,往往发生在胃排空明显延迟的患者,呕吐多为当餐胃内容物。

(4) 不少患者同时伴有失眠、焦虑、抑郁、头痛、注意力不集中等精神症状。这些症状在部分患者中与"恐癌"心理有关。

(5) 在病程中症状也可发生变化,起病多缓慢,经年累月,持续性或反复发作,不少患者有饮食,精神等诱发因素。

2. 辅助检查　检查的目的是排除消化道及肝、胆、胰、脾、肾等器质性病变。血、尿、便常规,粪隐血试验,肝、肾功能,血糖,病毒性肝炎血清标志物,必要时测定相应的肿瘤标志物。胸部X线片、心电图、肝胆胰B超、胃镜也应作为常规检查,我国胃镜检查已很普及，建议将胃镜检查作为消化不良诊断的主要手段。对经验性治疗或常规治疗无效的FD患者可行幽门螺旋杆菌(Hp)检查。

**【鉴别诊断】**

1. 西医鉴别诊断

(1) 慢性胃炎：慢性胃炎的症状与体征均很难与FD鉴别。胃镜检查发现胃黏膜明显充血、糜烂或出血，甚至萎缩性改变，则常提示慢性胃炎。

(2) 消化性溃疡：消化性溃疡的周期性和节律性疼痛也可见于FD患者，X线钡餐发现龛影和胃镜检查观察到溃疡病灶可明确消化性溃疡的诊断。

(3) 慢性胆囊炎：慢性胆囊炎多与胆结石并存，也可出现上腹饱胀、恶心、嗳气等消化不良症状，腹部B超、口服胆囊造影、CT等影像学检查多能发现胆囊结石和胆囊炎征象可与FD鉴别。

(4) 其他：FD还需与其他一些继发胃运动障碍疾病，如糖尿病胃轻瘫、胃肠神经肌肉病变相鉴别，通过这些疾病特征性的临床表现与体征一般可作出鉴别。

2. 中医鉴别诊断

(1) 胃痛：胃痛与胃痞的病位皆在胃脘部，且胃痛常兼胀满，胃痞时有隐痛，应加以鉴别。胃痛以疼痛为主，胃痞以痞塞满闷为主；胃痛者胃脘部可有压痛，胃痞者则无压痛。

(2) 臌胀：臌胀与胃痞同为腹部病证，且均有胀满之苦，臌胀早期易与胃痞混淆。臌胀腹部胀大膨隆，胀大之形外现；胃痞则自觉满闷痞塞，外无胀大之形。臌胀按之腹皮急；胃痞胃脘部按之柔软。臌胀有胁痛、黄疸、积聚等疾病病史；胃痞可有胃痛、嘈杂、吞酸等胃病病史。B超和胃镜检查，有助于两病症的鉴别。

**【治疗】**

1. *一般治疗*　建立良好的生活习惯，避免烟、酒及服用非甾体抗炎药。无特殊食谱，避免个人生活经历中诱发症状的食物。注意根据患者不同特点进行心理治疗。失眠、焦虑者可适当予以镇静药。

2. 中医治疗

(1) 辨证论治

1) 脾虚气滞

证候：胃脘痞闷或胀痛，食少纳呆，纳少泛恶，嗳气呃逆，疲乏无力。舌淡红苔薄白，脉细弦。

治法：健脾和胃、理气消胀。

方药：四君子汤和香砂枳术丸加减。

中成药：枳术丸、香砂六君子丸、胃乃安胶囊等。

2) 肝胃不和

证候：胃部胀痛，两胁胀满，每因情志不畅而发作或加重，痞塞不舒，心烦易怒，善太息。舌淡红苔薄白，脉弦。

治法：理气解郁、和胃降逆。

方药：柴胡疏肝散加减。

中成药：气滞胃痛颗粒、胃苏颗粒、达立通颗粒等。

3) 脾胃湿热

证候：脘腹痞满或疼痛，口干口苦，身重困倦，恶心呕吐，小便短黄，食少纳呆。舌苔黄厚腻，脉滑。

治法：清热化湿、理气和中。

方药：连朴饮加减。

中成药：藿香正气软胶囊等。

4) 脾胃虚寒

证候：胃寒隐痛或痞满，喜温喜按，泛吐清水，食少纳呆，神疲倦怠，手足不温，大便溏薄。舌淡苔白，脉细弱。

治法：健脾和胃、温中散寒。

方药：理中丸加减。

中成药：虚寒胃痛颗粒、温胃舒胶囊等。

5) 寒热错杂

证候：胃脘痞满或疼痛，遇冷加重，肢冷便溏，嗳气纳呆，嘈杂泛酸。舌淡苔黄，脉弦细滑。

治法：辛开苦降、和胃开痞。

方药：半夏泻心汤加减。

中成药：荆花胃康胶丸等。

（2）其他疗法

1）针刺

实证：常取足厥阴肝经、足阳明胃经穴位为主，以毫针刺，采用泻法。常取足三里、天枢、中脘、内关、期门、阳陵泉等穴。

虚证：常取背俞穴、任脉、足太阴脾经、足阳明胃经穴为主，以毫针刺，采用补法。常取脾俞、胃俞、中脘、内关、足三里、气海等穴。

2）推拿治疗：辨证使用不同手法配合相关穴位，调节脾胃功能。按摩手法常用揉、捏法等。

3）外治法：辨证选择温阳散寒、理气和胃、健脾益气等中药穴位敷贴和熏洗治疗。

4）其他：根据病情需要，可选择有明确疗效的治疗方法，如音乐疗法、心理疗法、中药离子导入疗法、中频电疗等。

3. 西医治疗

（1）抑制胃酸分泌药：一般用于以上腹痛为主要症状的患者，可选择性地用 $H_2$ 受体拮抗剂或质子泵抑制剂，口服奥美拉唑 20 mg，每日 2 次；或雷贝拉唑 10 mg，每日 2 次。

（2）促胃肠动力药：一般适用于上腹胀、早饱、嗳气为主要症状患者。选择性地口服用多潘立酮 10 mg，每日 3 次；或莫沙必利 5 mg，每日 3 次；或伊托必利 50 mg，每日 3 次。

（3）根除幽门螺杆菌治疗：对部分有幽门螺杆菌感染的功能性消化不良患者，采用四联根除 Hp 方案可能有效。

（4）抗抑郁药：上述治疗疗效欠佳而伴随精神症状明显者可试用，常用的有三环类抗抑郁药、选择性 5-羟色胺再摄取剂等，宜从小剂量开始，注意药物的不良反应。建议在专科医师指导下服用。

# 胃　癌

**【定义】**

胃癌(gastric cancer)是最常见的胃肿瘤,系源于上皮的恶性肿瘤,即胃腺癌。在胃的恶性肿瘤中,腺癌占95%,同时是最常见的消化道恶性肿瘤。一般多见于中年以后的男性。近几年,胃癌出现了年轻化的趋势,与不良生活习惯及环境污染有很大的关系。长期食用熏烤、盐腌食品的人群中胃远端癌发病率高,与食品中亚硝酸盐、真菌毒素、多环芳烃化合物等致癌物或前致癌物含量高有关;吸烟者的胃癌发病危险较不吸烟者高50%。

本病属于中医学“伏梁”“积聚”“胃脘痛”“噎塞”及“胃反”等范畴。

**【诊断要点】**

1. 临床表现　胃癌早期多数患者无明显症状,少数人有恶心、呕吐或是类似溃疡病的上消化道症状。疼痛与体重减轻是进展期胃癌最常见的临床症状。患者常有较为明确的上消化道症状,如上腹不适、进食后饱胀,随着病情进展上腹疼痛加重,食欲减退、乏力。根据肿瘤的部位不同,也有其特殊表现。贲门胃底癌可有胸骨后疼痛和进行性吞咽困难;幽门附近的胃癌有幽门梗阻表现;肿瘤破坏血管后可有呕血、黑便等消化道出血症状。腹部持续疼痛常提示肿瘤扩展超出胃壁,如锁骨上淋巴结肿大、腹水、黄疸、腹部包块、直肠前凹扪及肿块等。晚期胃癌患者常可出现贫血、消瘦、营养不良甚至恶病质等表现。

2. 体征　早期胃癌无明显体征,进展期在上腹部可扪及肿块,有压痛。肿块多位于上腹部偏右相当于胃窦处。如肿瘤转移至肝脏,可致肝大及黄疸,甚至出现腹水。腹膜有转移时也可发生腹水,移动性浊音阳性。侵犯门静脉或脾静脉时有肝脾肿大。有远处淋巴结转移时或可扪及 Virchow 淋巴结,质硬不活动。肛门直肠指检在直肠膀胱凹陷可扪及肿块。

3. 辅助检查

(1) 胃肠 X 线检查:胃癌的主要检查方法,包括不同充盈度的投照以显示黏膜纹,如加压投照力双重对比等方法,尤其是钡剂、空气双重对比方法,对于检出胃壁微小病变很有价值。

早期胃癌的 X 线表现:在适当加压或双重对比下,隆起型常显示小的充盈缺损,表面多不光整,基部稍宽,附近黏膜增粗、紊乱,可与良性息肉鉴别。

1) 浅表型:黏膜平坦,表面可见颗粒状增生或轻微盘状隆起。部分患者可见小片钡剂积聚,或于充盈相对呈微小的突出。病变部位一般蠕动仍存在,但胃壁较正常略僵。

2) 凹陷型:可见浅龛影,底部大多毛糙不齐,胃壁可较正常略僵,但蠕动及收缩仍存在。加压或双重对比时,可见凹陷区有钡剂积聚,造影较淡,形态不规则,邻近的黏膜纹常呈杵状中断。

(2) 内镜检查:可直接观察胃内各部位,对胃癌,尤其对早期胃癌的诊断价值很大。

1) 早期胃癌:隆起型主要表现为局部黏膜隆起,突向胃腔,有蒂或广基,表面粗糙,有的呈乳头状或结节状,表面可有糜烂。表浅型表现为边界不整齐,界限不明显的局部黏膜粗糙,略微隆起或凹陷,表面颜色变淡或发红,可有糜烂,此类病变最易遗漏。凹陷型有较为明显的溃疡,凹陷多超过黏膜层。上述各型可合并存在而形成混合型早期胃癌。

2) 中、晚期胃癌:常具有胃癌典型表现,内镜诊断不难。隆起型的病变直径较大,形态不规则,呈菜花或菊花状。

(3) 胃液检查:约半数胃癌患者胃酸缺乏。基础胃酸中乳酸含量可超过正常(100 μg/mL)。但胃液分析对胃癌的诊断意义不大。

(4) 生物学与生物化学检查：包括癌的免疫学反应、特殊化学成分的测定及酶反应等。血液检查如血清胃蛋白酶原Ⅰ及胃蛋白酶原Ⅰ/Ⅱ之比，CEA、CA19-9、CA125等癌胚抗原及单克隆抗体的检测等，但这些检查假阳性与假阴性均较高，特异性不强。

(5) CT检查：CT检查可显示胃癌累及胃壁向腔内和腔外生长的范围、与邻近器官的解剖关系以及有无转移等。胃癌通过血道转移均可在CT影像上清楚地显示。

(6) 内镜超声检查：一种比较新的技术，检查者可以直接地看到胃壁的各层，了解肿瘤的全貌，有助于胃癌的诊断和TNM分期。内镜超声检查在美国的许多医疗中心应用较广，现在已经能够经普通内镜活检通道插入超声探头，用于临床检查。

**【鉴别诊断】**

1. 西医鉴别诊断

(1) 慢性胃炎：慢性胃炎之症状如纳差、上腹不适、贫血等，少数胃窦胃炎的X线征象与胃癌颇相似，需特别注意鉴别。胃镜检查及活检有助于鉴别。

(2) 消化性溃疡：消化性溃疡与慢性胃炎均可出现慢性上腹痛，但消化性溃疡以上腹部规律性、周期性疼痛为主，而胃癌疼痛很少有规律性，且视胃癌位置不同，疼痛的位置也不固定。鉴别依靠胃镜检查。

(3) 慢性胆道疾病：如慢性胆囊炎、胆石症常有慢性右上腹痛、腹胀、嗳气等消化不良的症状，有一定误诊可能性。但该病胃肠检查无异常发现，胆囊造影及B超异常可最后确诊。

(4) 其他：如肝炎、肝癌及胰腺疾病亦可因出现纳差、消化不良、腹部不适等症状而延误诊治，全面体检及做有关检查可防止误诊。

2. 中医鉴别诊断　由于胃癌的临床表现多样，故胃癌在中医学的辨证在伏梁、积聚、胃脘痛、噎塞及反胃等多个范畴内，相互关联,单独鉴别辨证胃癌并不容易,故在此不多赘述。

**【治疗】**

1. 中医治疗

(1) 肝胃不和

证候:胃脘胀满,时时作痛,串及两胁,口苦心烦,嗳气陈腐,饮食少时或呕吐反胃。舌苔薄黄或薄白,脉细。

治法:温阳健脾,舒肝和胃。

方药:胃癌方合逍遥散加减。

中成药:逍遥丸等。

(2) 脾胃虚寒

证候:胃脘隐约胀痛,喜按就温,或暮食朝吐,朝食暮吐,或食入经久仍复吐,时呕清水,面色苍白,肢凉神疲,或便溏、浮肿。舌唇淡胖有齿痕,苔白滑润,脉沉缓或沉细濡。

治法:温中散寒,健脾和胃。

方药:胃癌方加减。

(3) 胃热伤阴

证候:胃内灼热,口干欲食,胃脘嘈杂,食后剧痛,五心烦热,大便干燥。舌红少苔,或舌黄少津,脉滑细数。

治方:养阴清热,稍佐以温阳(甚至不用)。

方药:麦门冬汤合胃癌方减炮附子、补骨脂、炮姜等温阳药物。

中成药:金蒲胶囊等。

(4) 痰湿凝结

证候:胸闷膈满,面黄虚肿,呕吐痰涎,腹胀便溏,痰核累累。舌淡滑,苔滑腻。

治法:化痰散结,温化中焦。

方药:胃癌方合二陈汤加减。

中成药:二陈丸等。

(5) 瘀毒内阻

证候:胃脘刺痛,灼热灼痛,食后痛剧,口干思饮,脘胀拒按,心下触及痞块，或有呕血便血，肌肤枯燥甲错。舌唇紫暗或见瘀点，脉沉弦、细涩或弦数。

治法：活血祛瘀，温阳止痛。

方药：胃癌方合膈下逐瘀汤加减。

中成药：复生康胶囊等。

(6) 气血双亏

证候：全身乏力，心悸气短，头晕目眩，面色无华，虚烦不寐，自汗盗汗，甚则阴阳两虚。脉沉细无力，舌淡少苔。

治法：补气养血，温阳健脾。

方药：胃癌方合八珍汤加减。

中成药：十全大补丸、胃复春片等。

以上六型之间是相互关联的，各个证型亦不一定典型地出现。随着胃癌病情的发展，证型亦随之变化，临床上应根据病情变化辨证论治。

2. 西医治疗

(1) 手术治疗：由于胃癌诊断和治疗水平的提高，手术适应证较前相应扩大。目前除了原发灶巨大，固定，腹内脏器广泛转移，伴血性腹水呈恶病质外，只要患者全身情况许可，即使锁骨上淋巴结转移，肝脏有转移结节等，均应争取剖腹探查，切除原发病灶，减轻症状。根据国内 11 734 例胃癌手术的统计，手术率为 81.8%，总切除率为 49.7%。近年来癌瘤切除率已提高至 75%左右，主要是Ⅱ、Ⅲ期胃癌切除率的提高。

(2) 放疗：放疗并发症较多，甚至引起部分功能丧失；对于晚期肿瘤患者，放疗效果并不完好。同时体质较差，年龄偏大的患者，继续放疗只能导致虚弱的生命更加垂危，加速了患者死亡。胃腺癌放射敏感性低，因此胃癌不能单独用放疗来根治。放疗在胃癌治疗中的作用主要是辅助性的或姑息性的，多用于综合治疗。据文献报道术前放疗可使根治手术切除率提高 20%左右，使中、晚期胃癌 5 年生存率提高 10%～25%。

（3）化疗：用于根治性手术的术前、术中和术后，延长生存期。晚期胃癌患者采用适量化疗，能减缓肿瘤的发展速度，改善症状，有一定的近期效果。早期胃癌根治术后原则上不必辅助化疗。常用的胃癌化疗给药途径有口服给药、静脉滴注、腹膜腔给药、动脉插管区域灌注给药等。近年来紫杉醇、奥沙利铂、拓扑酶抑制剂、卡培他滨等新的化疗药物用于胃癌，取得了较好的效果。

（4）其他：包括热疗、免疫治疗、支持治疗、靶向治疗等。胃癌的免疫治疗包括非特异生物反应调节剂如卡介苗、香菇多糖等；细胞因子如白介素、干扰素、肿瘤坏死因子等；以及过继性免疫治疗如淋巴细胞激活后杀伤细胞（LAK）、肿瘤浸润淋巴细胞（TIL）等的临床应用。抗血管形成基因是研究较多的基因治疗方法，可能在胃癌的治疗中发挥作用。

# 胃轻瘫综合征

**【定义】**

胃轻瘫综合征(gastroparesis syndrome),简称胃轻瘫,是以胃排空延迟为主要特征的一组临床症候群。主要表现为早饱、餐后上腹饱胀、恶心、发作性干呕、呕吐、体重减轻等,但无消化道或上腹部器质性梗阻病变。故又称功能性胃排空障碍、胃麻痹、胃无力等。

本病属于中医学“痞满”“胃缓”等范畴。

按病因分为原发性和继发性两类:① 原发性(特发性):病因不明,多见于年轻女性。电生理检查常有胃动过缓、胃动过速或伴有逆行推进的节律失常。② 继发性:常见于糖尿病、胃手术特别是迷走神经主干切断术、肌强直性营养不良、假性肠梗阻、神经性厌食、皮肌炎、系统性硬化症、感染、代谢异常等。按起病缓急及病程长短分为急性、慢性两类,临床上慢性多见,症状持续或反复发作常达数月甚至更久。

**【诊断要点】**

1. 临床表现　胃轻瘫患者可无症状,也可表现为早饱、餐后上腹饱胀、痞满、恶心、发作性干呕、呕吐等,通常与进食有关,进食时或进餐后加重,空腹时也可出现。继发性胃轻瘫患者同时伴有原发病的临床表现。其临床表现如下:

(1) 早饱:有饥饿感,但进食后不久即有饱感。

(2) 餐后上腹饱胀:正常餐量即出现饱胀感。

(3) 胃脘痞满:上腹部痞塞满闷,嘈杂不适。

(4) 呕吐:多表现为迟发性呕吐,但食欲多不受影响,因反复呕吐致患者体重明显减轻。少数患者可有腹泻、便秘等症状。呕吐物可含 4～6 小时前所进食物，也可为宿食，并具有发酵的臭味。

2. 体征　胃轻瘫体检无特异性。少数患者可有上腹部饱满或隆起，轻度压痛，振水声阳性，肠鸣音可减弱，无腹部包块和幽门梗阻的表现。长期食欲减退、呕吐的患者可出现消瘦、营养不良致体重明显减轻，甚至恶病质状态。

3. 辅助检查

(1) 实验室检查：就胃轻瘫本身而言，实验室检查无助诊断，但可发现基础疾病的改变，如血糖增高对糖尿病胃轻瘫的诊断等。

(2) 胃排空功能检查

1) 目前双核素扫描(SPECT)是金标准，可提示胃排空延迟。

2) X 线检查：通过服用含不透 X 线标记物的试餐，可测定不同时间固体胃排空情况。此法简便、敏感性高，但不适合液体胃排空的测定。

3) 超声检查：实时 B 超或三维实时超声通过测定液体或均质试餐后胃窦容积变化来观测胃排空情况。此法符合胃生理，可动态观察胃排空的情况。但对胃内含气量过多及肥胖者的胃排空检查不够理想。此外，超声也不能确切显示纯固体食物的排空。

4) 吸收试验：利用醋氨酚等在胃内不被吸收而在十二指肠快速吸收的原理，测定血药浓度来间接反映胃排空情况。此法简单、安全、无创，可在床边进行。但干扰因素多，不能反映食物在胃内的分布，且反复抽血不易被患者接受。

5) 呼气试验：根据同位素碳标记物在胃内不被吸收而在十二指肠快速吸收氧化后经呼吸道排出 $CO_2$ 的原理，测定被标记的 $CO_2$ 量来间接反映胃排空。用 $^{13}C$－醋酸盐测定胃液体排空，$^{4}C$－辛酸盐或 $^{13}C$－辛酸盐测定胃固体排空。此法较灵敏，但易受体内其他因素干扰，准确性不够理想。

(3) 胃内压测定：只有胃排空试验异常时才进行该项检查。胃内压测定不仅有助于确立诊断，也可用于评估胃的运动功能。

测定胃内压常用导管法。通过液压毛细管灌注系统测定食管各段及胃十二指肠压。胃轻瘫患者餐后相位收缩减少，餐前、餐后幽门活动增强，幽门痉挛，胃十二指肠活动不协调。

(4) 胃电图(EGG)检查：常采用体表胃电监测间接反映胃肌电活动。此法简便易行，可作为胃轻瘫的一种过筛试验。典型的 EGG 异常包括胃动过缓、慢速节律失常等。

此外，还有体表胃阻抗测定法、胃磁示踪法、磁共振(MRI)胃图像研究等。

**【鉴别诊断】**

1. 西医鉴别诊断

(1) 慢性胃炎：胃轻瘫综合征与慢性胃炎均有食欲减退、餐后饱胀等上消化道症状，但慢性胃炎经内镜检查多有器质性病变，而本病无器质性病变。

(2) 消化性溃疡：消化性溃疡与胃轻瘫综合征均有上腹不适及胃排空障碍，但消化性溃疡以上腹部慢性、节律性、周期性疼痛为主，腹痛可被抑酸或抗酸药缓解，而胃轻瘫综合征以早饱及餐后上腹饱胀为主。鉴别依靠胃镜检查。

(3) 胃癌：胃轻瘫综合征的上腹饱胀、恶心欲呕、体重减轻等临床症状与胃癌相似，需胃镜检查及活检等加以鉴别。

(4) 其他：主要与上消化道或肝胆器质性病变相鉴别，可进行体格检查及内镜、消化道钡餐、腹部 B 超等影像学检查，必要时做腹部 CT、MRI 或 ERCP 检查等予以鉴别。

2. 中医鉴别诊断

(1) 臌胀：臌胀与痞满同为自觉腹部胀满的病证。臌胀以腹部胀大如鼓，皮色苍黄，脉络暴露为特征，痞满则自觉满闷，外无胀形；臌胀病在大腹，或有形或无形，痞满病在胃脘，均为无形；臌胀按之腹皮绷紧，痞满按之柔软。

(2) 胃痛：胃痛与痞满的病位皆在胃脘部，且常相兼出现。胃痛以疼痛为主，痞满以痞塞满闷为主；胃痛病势多急，可有压痛，痞满则起病较缓，压之无痛。

（3）胸痹：胸痹可有脘腹痞塞不舒，痞满常伴胸膈满闷，但两者有病在心胸和病在胃脘之不同，应予区别。胸痹心痛属胸阳痹阻，心脉瘀阻，心脉失养为患，以胸闷、胸痛、短气为主症，伴有心悸、脉结代等症状；痞满系脾胃功能失调，升降失司，胃气壅塞所致，以脘痞满闷为主症，多伴纳运无力。

**【治疗】**

1. 一般治疗

（1）原发病及诱因的治疗：消除病因或控制基础疾病是治疗的关键。消除由于社会、工作和家庭等因素导致的情绪不良、精神紧张、长期劳累、吸烟等诱因。停用对胃肠动力有不良影响的药物，如包括抗组胺药、三环类抗抑郁药、钙离子通道阻滞剂以及阿片类止痛药（可待因、羟考酮等）。糖尿病患者应积极控制血糖。根据餐后血糖变化曲线，胃排空率及胃排空时间的变化程度调整胰岛素注射与进餐的时间间隔。

（2）患者教育：注意自我调养，尽量做到生活规律，保证充足睡眠；加强文体活动、身体锻炼；保持心情舒畅，精神愉快。饮食定时定量，宜少食多餐，选择易消化、低脂肪、少渣的食物。勿过饥过饱，少吃辛辣、生冷肥腻食物。

2. 中医治疗

（1）辨证论治

1）脾胃虚弱

证候：早饱纳呆，脘痞食少，喜温喜按，消瘦，神疲乏力，大便稀溏。舌质淡，苔薄白，脉濡细或沉弱。

治法：补气健脾、升清降浊。

方药：补中益气汤加减。

中成药：健脾丸、补中益气丸、香砂六君丸、香砂养胃丸等。

2）胃阴不足

证候：早饱纳呆，脘腹满闷，饥不欲食，口干咽燥，恶心嗳气，大便秘结。舌红少津，苔薄黄，脉细数。

治法：养阴益胃，调中消痞。

方药：益胃汤加减。

中成药：养胃舒胶囊、阴虚胃痛冲剂等。

3）痰湿中阻

证候：早饱纳呆，脘痞食少，头晕目眩，胸闷呕恶，身重倦怠，口淡不渴，小便不利。舌体胖大，边有齿痕，苔白厚腻，脉濡弱或滑。

治法：除湿化痰、理气宽中。

方药：二陈平胃散加减。

中成药：香砂养胃丸、参苓白术丸等。

4）肝胃不和

证候：早饱纳呆，脘痞食少，精神抑郁，遇事焦虑，胸胁胀闷，常喜叹息，恶心欲呕，大便不爽，得嗳气、矢气则舒。舌红，苔薄白，脉弦。

治法：疏肝解郁、和胃消痞。

方药：柴胡疏肝散加减。

中成药：舒肝丸、气滞胃痛颗粒、三九胃泰等。

5）饮食内停

证候：早饱纳呆，脘痞胀闷，进食尤甚，恶心呕吐，嗳腐吞酸，大便不调，矢气频作，臭如败卵。苔腻，脉滑。

治法：消食导滞、和胃健脾。

方药：保和丸加减。

中成药：保和丸、复方胃乐舒口服液等。

（2）其他疗法

1）针刺：现代研究表明足三里的神经节段与同节神经支配的胃肠道发生形态和功能上的联系，在各级神经参与下，针刺足三里可对胃肠道生理活动进行双向调节，增加胃张力，加速胃排空。对于糖尿病性周围神经病变所致的胃轻瘫，针刺足三里、脾俞、肾俞、胰俞、肺俞、太溪，加灸曲池、足三里，可使绝大部分患者临床症状获得改善。

另可采用循经远端取穴为主，配合耳针治疗。如取支沟透内关、梁丘、足三里、阴陵泉、三阴交、公孙穴，耳穴胃区用0.5寸毫针中强度刺激1分钟，不留针；余穴用1.5～2.5寸毫针刺，施以平补平泻手法。得气后留针30分钟。每日1次，7次为1个疗程。耳针取胃区，可使胃的蠕动增强，加速胃内滞留液的排空。足三里通降胃气；公孙健脾和胃，升清降浊，疏通气机；梁丘配支沟消胀下气，疏胆通利；三阴交健脾益气养阴；阴陵泉利水消胀。

2）推拿按摩：对腹部上脘、中脘、下脘穴作环形按摩，节律一致，力度适中，每日1～2次，每次15～20分钟，可促进胃肠蠕动和排空，改善胃肠分泌功能，帮助脾胃运化。

此外，还可用温针灸足三里或中脘，中药灌肠和外敷等。

3. 西医治疗

（1）促胃动力药物

1）胃复安：中枢及外周神经多巴胺受体拮抗剂，促进胃排空。常用剂量为每次10 mg，每日3次。剂量较大时常会产生中枢神经副反应，如嗜睡、抑郁、焦虑、闭经、高催乳素血症等，严重时可出现共济失调，其不良反应发生率约20%。长期使用者可出现锥体外系功能紊乱、静止不能、迟发性运动障碍。因此，不宜处方剂量过大或长时间使用。

2）多潘立酮：外周多巴胺受体阻断剂，是一类促进胃部及小肠收缩的药物。常用剂量为每次10 mg，每日3次，三餐前半小时服用。由于其穿透血-脑屏障的能力很弱，故神经系统不良反应罕见。偶尔也能产生高催乳素血症类似的不良反应，但其耐受性优于甲氧氯普胺（胃复安）。它对多种类型的胃动力障碍性疾病均有效。

3）红霉素及其类似物：胃动素受体激动剂，可促进胃排空，与其抗菌特性无关。因其属于抗生素类药，长期服用可产生耐药性，导致菌群失调，甚至可能引发细菌的二重感染。常见不良反应有腹部痉挛和呕吐。目前已生产出无抗菌作用的红霉素衍生物EM536和EM523，具有很强促胃动力作用。

4）西沙必利：通过选择性作用于肠肌间神经丛末梢 5－HT4 受体，刺激乙酰胆碱释放，导致胆碱能神经传递增强，使得胃肠平滑肌收缩，促进胃动力，改善胃和十二指肠协调性，并可使胃移行性复合运动（MMC）恢复正常。某些抗真菌药或大环内酯类抗生素与西沙必利联用时，可延长心电图 QT 间期，易发生心室率异常，故西沙必利不宜与这些药物合用。患者本身有心脏疾病或可能引起心率异常的疾病应避免使用，如肾衰竭、难以控制的电解质紊乱、呼吸衰竭等。该药当前在美国仅用于其他药物治疗失败时。

5）奥曲肽：可促进胃周期性消化间期运动复合波Ⅲ项波活动，促进小肠活动及改善细菌的过度生长。还对红霉素促进胃排空机制有增强作用。但有人认为奥曲肽能抑制胃窦运动，加重胃轻瘫患者的症状，因而不能在进餐前后给药。不良反应可见胆石症、血糖过高、心律失常和眩晕。

6）5－羟色胺受体激动剂：替加色罗具有增加胃排空功能，适用于便秘型肠易激综合征，是美国 FDA 新批准的促胃动力药物，但是对治疗糖尿病性胃轻瘫（DGP）存在安全性问题。不良反应可见腹痛、腹泻、眩晕、背部疼痛等。

此外，莫沙必利、伊托必利、马来酸曲美布汀等亦可促进胃排空。

（2）胃电起搏：胃电起搏器可通过电刺激调节胃肠道肌电活动异位电节律，增强胃慢波运动，促进胃排空。胃电起搏治疗不仅可缓解恶心、呕吐等临床症状，还协助患者恢复正常经口饮食，应用胃部起搏器的患者部分可出现良好效果，通常是难治性胃轻瘫者可选择的治疗手段之一。目前美国 FDA 已批准胃电起搏器用于治疗术后胃瘫综合征（PGS）引起的慢性顽固性恶心、呕吐等症状，但是胃电起搏器的最佳安置位置与刺激频率还需要进一步研究。

（3）手术治疗：手术方式的治疗作用有限，目前十分少用。当保守治疗无效，病情严重影响生活时，可考虑外科手术。主要有胃造口术、幽门成形术等。对于药物治疗以及胃造口均无效的患者，应考虑空肠造口置管术，以减轻胃内压，保证患者的营养。

# 消化性溃疡

**【定义】**

消化性溃疡(peptic ulcer)是指胃肠黏膜被胃酸和或胃蛋白酶消化形成的溃疡,可发在食管、胃、十二指肠、胃空肠吻合口和含有胃黏膜的Meckel憩室,临床上胃、十二指肠溃疡较为常见。本病的发生主要与胃酸和胃蛋白酶的消化作用、幽门螺杆菌感染、非甾体类抗炎药、神经系统和内分泌系统紊乱等相关。

本病属于中医"胃脘痛""胃疡病""嘈杂"等范畴。

**【诊断要点】**

1. 临床表现　消化性溃疡每年春秋季节交替容易发病,慢性、周期性、节律性上腹痛为最常见的症状之一,多为灼痛,亦可表现为空痛、钝痛、胀痛、剧痛或饥饿样不适感,可伴有泛酸、胃灼热、恶心、呕吐、嗳气等症状。严重者可出现出血、穿孔及幽门梗阻等并发症,多与胃炎并存。部分老年人无上述典型症状,多因上消化道出血或急性穿孔等并发症为首发症状就诊。

胃溃疡好发于胃小弯近幽门部位,疼痛多发生于餐后半小时,疼痛部位在上腹部偏左,当溃疡发生在幽门管时,上腹疼痛规律不明显;十二指肠溃疡好发于十二指肠球部前壁,疼痛多为空腹痛、半夜痛,进食后可缓解,疼痛部位多在上腹部偏右,后壁穿透性溃疡多有后背放射痛,其中球部前壁溃疡容易穿孔,球部后壁溃疡容易出血。

2. 体征　消化性溃疡缺乏特异性体征。溃疡活动时可表现为上腹部压痛,一般与溃疡位置一致。缓解期无明显体征。当出现幽门梗阻时可见胃型及蠕动波，当消化性溃疡穿孔时可有腹部压痛、反跳痛及腹壁紧张度增高等腹膜刺激征表现。

3. 辅助检查

(1) 内镜检查：内镜检查是确诊消化性溃疡的首选方法。根据畸田隆夫分期法，消化性溃疡可分为活动期(A1、A2)、愈合期(H1、H2)和瘢痕期(S1、S2)。内镜下溃疡周围胃黏膜活组织检查进一步确定病变性质，判断黏膜炎症程度及是否合并幽门螺杆菌或真菌感染。对于疑似 Borrmann Ⅳ型胃癌和胃淋巴瘤者，应在同一点深取多块活检。而十二指肠溃疡恶性病变较少，故十二指肠溃疡活检不作为常规检查项目。

(2) X线钡餐检查：气钡双重造影，龛影是直接征象，有诊断意义，但较小的溃疡容易漏诊。间接征象提示溃疡可能，如胃溃疡切线位“项圈征”“狭颈征”及胃大弯侧痉挛性切迹，十二指肠球部溃疡球部激惹及球部畸形。

(3) 幽门螺杆菌检测：根除幽门螺杆菌对溃疡治疗有重要意义。检测方法主要有两种：① 侵入性检查需要通过胃镜获得胃黏膜活组织，运用快速尿素酶试验、组织学检查、幽门螺杆菌培养及聚合酶链反应等方法得到结果。② 非侵入性检查主要通过$^{13}C$或$^{14}C$尿素呼气试验、粪便幽门螺杆菌抗原检测、血清幽门螺杆菌抗体检测及$^{15}N$尿氨排泄试验。

(4) 胃液分析及胃泌素测定：主要用于与胃泌素瘤鉴别。

(5) 隐血检查：素食 3 天后查粪隐血阳性，提示溃疡有活动性，有助于消化性溃疡的诊断。

**【鉴别诊断】**

1. 西医鉴别诊断

(1) 胃癌：良性溃疡与恶性溃疡(胃癌)主要根据内镜下活检鉴别。内镜下显示恶性溃疡较大，形态不规则；溃疡底部凹陷不平，苔污秽；边缘呈结节状隆起；周围皱襞中断；胃壁僵硬、蠕动减弱。多数恶性溃疡患者在 40 岁以上，可有胃癌家族史，早期症状不明显，可表现为大便持续隐血阳性，晚期可出现消瘦、贫血等恶病质表现。

(2) 胃泌素瘤：又称“卓-艾综合征”，以胰腺非$\beta$细胞瘤分泌大量胃泌素所致，肿瘤较小(一般小于1 cm)，生长缓慢，多数为恶性。胃泌素瘤所导致的溃疡发生部位不典型，且多表现为难治性溃疡，一般空腹血清胃泌素大于500 pg/mL，基础排酸量/最大排酸量大于60%。

(3) 慢性胃炎：当消化性溃疡以上腹痛为主要症状时，应与慢性胃炎相鉴别，两组疼痛性质不同，内镜下检查可确诊消化性溃疡。

(4) 胆道疾病：胆道疾病也可表现为右上腹疼痛，也可伴有消化性不良症状，但与消化性溃疡疼痛性质有别，可依靠内镜鉴别。

2. 中医鉴别诊断

(1) 胃脘痛：消化性溃疡和胃脘痛均有中上腹疼痛，但溃疡病疼痛多与进食有关，且呈慢性、规律性，疼痛性质多为灼痛，而胃脘痛者多表现为隐隐作痛，可伴有中上腹胀满、反胃嗳气等消化不良症状。

(2) 伏梁：伏梁相当于西医的胃癌，多有长期胃病史，可伴有消瘦，疼痛性质多为胀痛或刺痛，上腹部可触及肿块。胃疡病者多出现与进食相关的疼痛为主，疼痛性质以灼痛为主。

**【治疗】**

1. 一般治疗　生活规律，劳逸结合，避免过度精神紧张，戒烟酒，饮食规律。服用非甾体抗炎药(NSAID)患者尽可能停药，或同时服用护胃药物。

2. 中医治疗

(1) 辨证论治

1) 胃气壅滞

证候：胃脘胀痛，食后加重，嗳气，纳呆少馨，嗳腐，或有明显伤食病史，或有感受外邪病史并伴有风寒、风热、暑湿等表证。舌质淡红，苔白厚腻，或薄白，或薄黄，以滑脉多见，或兼浮或浮数或濡。

治法：理气和胃止痛。

方药：香苏散加减。

中成药：气滞胃痛冲剂、胃苏冲剂。

2）胃中蕴热

证候：胃脘灼热，得凉则减，得热则重；口干喜冷饮，或口臭不爽，口舌生疮，甚至大便秘结，腑行不通。舌质红，苔黄少津，脉滑数。

治法：清胃泻热、和中止痛。

方药：泻心汤合金铃子散加减。

中成药：肠胃康冲剂、溃疡宁胶囊等。

3）胃络瘀阻

证候：胃脘疼痛，状如针刺或刀割，痛有定处而拒按，病程日久，胃痛反复发作而不愈，呕血、便血之后，面色晦暗无华，唇暗；女子月经愆期，色暗。舌暗有瘀斑，脉涩。

治法：理气活血、化瘀止痛。

方药：失笑散合丹参饮加减。

中成药：荜铃胃痛冲剂、复方田七胃痛胶囊等。

4）肝胃不和

证候：胃脘胀痛，窜及两肋，善叹息，遇情志不遂胃痛加重，嗳气频繁，口苦，性急易怒，嘈杂泛酸。舌质淡红，苔薄白或薄黄，脉弦。

治法：疏肝理气。

方药：柴胡疏肝散加减。

中成药：气滞胃痛颗粒、胃苏冲剂、复方田七胃痛胶囊等。

5）脾胃气虚

证候：胃脘隐痛，腹胀纳少，食后尤甚，大便溏薄，肢体倦怠，少气懒言，面色萎黄，消瘦。色淡苔白，脉缓弱。

治法：健脾益气。

方药：四君子汤加减。

中成药：香砂六君丸等。

6）脾胃虚寒

证候：胃脘隐痛，喜暖喜按。空腹痛重，得食痛减，纳呆食少，畏寒肢冷，头晕或肢倦，泛吐清水，便溏腹泻。舌质胖，边有齿痕，苔薄白，脉沉细或迟。

治法：温中健脾。

方药：黄芪建中汤加减。

中成药：虚寒胃痛冲剂、附子理中丸、温胃舒颗粒、安中片、安胃疡胶囊等。

7）肝胃郁热

证候：胃脘痛势急迫，有灼热感，口干口苦，吞酸嘈杂，烦躁易怒，便秘，喜冷饮。舌质红，苔黄或苔腐或苔腻，脉弦数或脉弦。

治法：疏肝泄热。

方药：化肝煎加减。

中成药：丹栀逍遥丸、四方胃片、健胃愈疡片等。

8）胃阴不足

证候：胃脘隐痛或灼痛，似饥而不欲食，口干不欲饮，口干舌燥，纳呆干呕，失眠多梦，手足心热，大便干燥。脉细数，舌红少津裂纹、少苔、无苔或剥苔。

治法：养阴益胃。

方药：益胃汤加减。

中成药：阴虚胃痛颗粒、胃乐宁等。

（2）其他疗法

1）针刺治疗

主穴：中脘、足三里、内关、胃俞、脾俞。

加减：脾胃不和者，加肝俞、期门、梁门、梁丘、阳陵泉，针用泻法；脾胃虚弱者，加章门，针用补法；胃阴不足者，加三阴交、太溪，针用补法；瘀血阻络者，加肝俞、期门、三阴交，针用泻法。

2）穴位敷贴

选穴：中脘、上脘、胃俞、脾俞、足三里。

辨证：① 寒证：吴茱萸、小茴香、细辛、冰片。② 热证：黄连、黄芩、乳香、没药、冰片。方法：根据辨证选取药物，取适量姜汁或清酒或醋调成糊状，置于无菌纱布，贴于穴位，胶布固定。

3）热敏灸疗

部位：中脘、肝俞、脾俞、阳陵泉、足三里。

疗程：每次选1～2组穴位，每次治疗以灸至感传消失为度，每日1次，10次为1个疗程，共2～3个疗程，疗程期间休息2～5天。

4）其他疗法：多功能艾灸仪、智能通络治疗仪等。

3. 西医治疗

（1）一般治疗：避免过度劳累和精神紧张，饮食规律，戒烟酒，因服用NASID引起溃疡者暂停用药。

（2）Hp阳性溃疡治疗：① 抗Hp治疗：PPI制剂＋2种抗生素（三联）或再加铋剂四联治疗7～14天；② 停药1个月后复查呼气试验，了解是否根除Hp。

（3）Hp阴性溃疡治疗

1）NSAID引起的溃疡：停药或换用对胃黏膜损伤较小的药物（如塞来昔布），并使用$H_2$受体拮抗剂或PPI制剂（胃溃疡6～8周，十二指肠溃疡4～6周），直至溃疡愈合，长期必须使用NASID者可半量维持服用PPI制剂。

2）应激性溃疡：祛除诱因，治疗参考NASID引起的溃疡。

（4）其他药物治疗：同时消化性溃疡者可加用胃黏膜保护剂和或促动力药。

1）胃黏膜保护剂：硫糖铝、胶体果胶铋、枸橼酸铋钾、吉法酯（惠加强）等。

2）促动力药：莫沙比利、多潘立酮（目前少用）等。

（5）手术指征：① 大量出血内科治疗无效者。② 急性穿孔者。③ 瘢痕性幽门梗阻者。④ 可疑癌变者。⑤ 内科治疗无效的顽固性溃疡。

# 肠 梗 阻

【定义】

肠梗阻(intestinal obstruction, ileus)指肠内容物不能正常运行、顺利通过肠道,表现为常见的急腹症。梗阻肠段先有解剖和功能性改变,继而发生体液和电解质的丢失、肠壁循环障碍、坏死和继发感染,最终可导致毒血症、休克、死亡。

根据形成的原因可分为机械性、动力性和血运性;根据有无肠管血运障碍分为绞窄性和单纯性;根据病程和起病急缓分为急性和慢性肠梗阻;还可分为完全性和不完全性、高位和低位肠梗阻。

本病属于中医学“腹痛”“呕吐”“肠结”的范畴。

【诊断要点】

1. 临床表现　由于肠梗阻的原因,部位,病变程度,发病急、慢的不同,可有不同的临床表现,但肠内容物不能顺利通过肠腔是一致具有的,表现为腹痛、呕吐、腹胀及停止自肛门排气排便。

(1) 腹痛:主要为阵发性绞痛。绞窄性肠梗阻时腹痛剧烈,表现为持续性腹痛伴阵发性加重。麻痹性肠梗阻时为持续性胀痛。

(2) 呕吐:早期为反射性呕吐,吐出多为胃内容物;后期则为反流性呕吐。梗阻部位越高,呕吐出现得越早越频繁。低位肠梗阻时呕吐物可有粪臭味。呕吐可使腹痛、腹胀暂时缓解。

(3) 腹胀:较迟出现,其程度与梗阻部位有关。高位小肠梗阻由于频繁呕吐多无明显腹胀；低位小肠梗阻或结肠梗阻的晚期常有显著的全腹膨胀。麻痹性肠梗阻时，全部肠管均膨胀扩大，故腹胀显著。腹部隆起不均匀对称，是肠扭转等闭襻性肠梗阻的特点。

(4) 停止自肛门排气排便：完全性肠梗阻时，患者排便排气消失。但高位小肠梗阻早期，梗阻以下肠腔内积存的粪便和气体仍可自行或在灌肠后排出，不能因此而否定肠梗阻的存在。在绞窄性肠梗阻如肠扭转、肠套叠，以及结肠癌所致的肠梗阻等仍可有血便或脓血便排出。

2. 体征　单纯性肠梗阻患者一般无明显全身症状。随梗阻加重可出现不同程度脱水、发热，甚至休克等全身表现。

腹部视诊：腹部膨隆，可为全腹对称或局限不对称隆起，常可见肠型及蠕动波。触诊：单纯性肠梗阻时腹部压痛不明显，如出现腹膜刺激征，提示绞窄性肠梗阻，可能存在肠坏死或穿孔。叩诊：由于扩张的肠管内大量气体和液体的存在或因绞窄性肠梗阻时出现腹腔渗液，移动性浊音可呈阳性。听诊：肠鸣音亢进，可闻及金属音或气过水声；肠麻痹时肠鸣音减弱或消失。

直肠指检如见指套染血，说明有肠道血运障碍或肿瘤。

3. 辅助检查

(1) 实验室检查：血常规可有血液浓缩表现；白细胞计数和中性粒细胞明显增加，多见于绞窄性肠梗阻。电解质紊乱以低钾、低氯常见。可有血清酶的非特异性升高，包括乳酸脱氢酶、淀粉酶、转氨酶碱性磷酸酶等。呕吐物和粪便检查有大量红细胞或隐血阳性，应考虑肠管有血运障碍。

(2) X 线检查：一般在肠梗阻发生 4～6 小时腹部立位片可见呈阶梯状液平面。卧位片可显示肠道积气及肠管扩张程度。但无上述征象，也不能排除肠梗阻的可能。

(3) 低剂量多层螺旋 CT(MSCT)扫描：近年来，MSCT 对肠梗阻的诊断价值越来越受到重视，已逐步取代腹部X线片，成为肠梗阻的首选检查方法。MSCT具有较高的密度分辨力，常规横断位图像不但能清楚显示扩张的肠管，部分还能显示梗阻点，并能通过增强扫描显示梗阻原因及有无肠管血运障碍。

**【鉴别诊断】**

1. 西医鉴别诊断　肠梗阻主要应于其他急腹症鉴别，如输尿管结石、卵巢囊肿扭转、急性胰腺炎、急性化脓性胆管炎、溃疡病穿孔等。此外，还需明确：① 是机械性还是动力性梗阻。② 是单纯性还是绞窄性梗阻。③ 是高位还是低位梗阻。④ 是完全性还是不完全性梗阻。

2. 中医鉴别诊断　许多疾病均以腹痛为主要症状，如痢疾之腹痛，伴有里急后重，下痢赤白脓血；霍乱之腹痛，伴有吐泻交作；积聚之腹痛，以腹中包块为特征；鼓胀之腹痛，以腹部外形胀大为特点。此时的腹痛只是该病的症状。腹痛病证，当以腹部疼痛为主要表现。另外，女性患者应与妇科腹痛相鉴别。

**【治疗】**

1. 治疗原则　纠正因肠梗阻所引起的全身生理紊乱和解除梗阻。

2. 中医治疗

(1) 辨证论治

1) 气机壅滞

证候：腹胀如鼓，腹中转气，腹痛时作时止，痛无定处，恶心，呕吐，无矢气，便闭。舌淡，苔薄白，脉弦紧。

治法：行气导滞，理气通便。

方药：厚朴三物汤加减。

中成药：四磨汤口服液等。

2) 实热内结

证候：腹胀，腹痛拒按，口干口臭，大便秘结，或有身热，烦渴引饮，小便短赤。舌红，舌苔黄腻或燥，脉滑数。

治法：泄热导泻，通里攻下。

方药：大承气汤加减。

中成药：莫家清宁丸等。

3）脉络瘀阻

证候：发病突然，腹痛拒按，痛无休止，痛位不移，腹胀如鼓，腹中转气停止，无矢气，便闭。舌红有瘀斑，苔黄，脉弦涩。

治法：活血化瘀，行气通便。

方药：桃仁承气汤加减。

中成药：五仁丸等。

4）气阴两虚

证候：腹部胀满，疼痛，忽急忽缓，喜温喜按，恶心呕吐，大便不通，乏力，面白无华，或有潮热盗汗。舌淡或红，苔白，脉细弱或细数。

治法：益气养阴，润肠通便。

方药：新加黄龙汤加减。

中成药：麻仁滋脾丸等。

（2）其他疗法

1）针灸：针刺足三里、中脘、大枢、内关、合谷、内庭等穴位可作为辅助治疗。

2）可用石蜡油、生豆油，或菜油 200～300 mL 分次口服或由胃肠减压管注入。

3）若为乙状结肠扭转，尚可采用纤维肠镜复位。若为肠套叠亦可用空气钡灌肠法使之复位解除梗阻。

3. 西医治疗

（1）禁食、胃肠减压。

（2）纠正水、电解质和酸碱平衡紊乱。

（3）早期应用抗生素，选择以抗革兰阴性菌为主的广谱抗生素。

（4）适当应用解痉、镇静药以减轻腹痛。忌用镇痛药，以免延误病情。

（5）手术治疗：① 如肿瘤或先天畸形引起者需经手术解除。② 绞窄性肠梗阻。③ 单纯性完全性肠梗阻保守治疗 24 小时无效者。

# 肠息肉

**【定义】**

肠息肉(colorectal polyps)是指生长自肠黏膜上皮、隆起于黏膜表面,向腔内突出的赘生物。通常源于上皮细胞的过度生长并从黏膜表面向腔内扩展。以结肠和直肠息肉为最多,小肠息肉较少。按息肉的组织病理学可分为腺瘤性、错构瘤性、炎症性和增生性四类,其中腺瘤性息肉是肠癌前病变,有恶变倾向。按大体形态可分为有蒂、亚蒂和无蒂息肉。

本病属于中医"肠癖""肠覃""泄泻""便血"等病证范畴。

**【诊断要点】**

1. 临床表现　多数患者无症状,少数有腹部不适,腹胀或大便习惯改变。粪便可混有血液,或鲜血便。大的息肉可引起肠套叠、肠梗阻或严重腹泻。小肠息肉的症状常不明显,可表现为反复发作的腹痛和肠道出血。

(1) 便血:表现为粪便表面或手纸带黏液血,量少,色鲜红或暗红。长期慢性出血可出现贫血,出血量大时可出现休克。

(2) 息肉脱出:位于直肠的息肉大便时有时可脱出肛门外,结肠息肉较大时可因本身重力所致,大便时也可脱除肛门外。

(3) 肠道刺激症状:腺瘤可分泌大量黏液,腹泻或排便次数增多,可有大便不尽的感觉,严重者可致水、电解质失衡。

2. 体征　本病无典型阳性体征。直肠息肉指诊可及质软肿物,活动度大,有蒂或无蒂,多发者可及葡萄串样大小不等肿物,指套染血或附有血性黏液。当息肉较大引起肠套叠时,腹部可触及包块，甚至有腹膜炎表现。

3. 辅助检查

（1）内镜检查：内镜检查是肠息肉诊断最佳方法。根据病史、症状进行十二指肠镜、小肠镜、胶囊胃镜、结肠镜检查。内镜检查除胶囊内镜外可同时做直视下黏膜活检，有助于与其他赘生物鉴别和了解息肉的组织学类型。

（2）X线气钡双重对比造影：X线气钡双重对比造影一般不易发现直径为1 cm以下的息肉。造影对息肉的大小、表面形态及其与黏膜的关系显示较差，且钡灌肠检查对直肠病变难以显示。故该检查对肠息肉的诊断有一定局限性，可作为结肠镜未能完成全结肠检查的补充手段。两者作为互补方法联合应用，可以提高大肠息肉的检出率。

（3）病理检查：内镜下对息肉样病变均应行息肉摘除或咬取，并行组织学检查以确定病变的性质、类型以及有无癌变等。

（4）双源CT仿真肠镜：对大于1 cm的腺瘤样息肉检出的敏感度为75%，特异性为94%，能对绝大多数结肠肿瘤性病变可做出定性诊断，具有快速、无损伤、患者耐受性好的优点。但双源CT仿真肠镜不能对发现的病变进行活组织检查，是该检查的最大缺点。

（5）大便隐血试验：有助于早期发现无症状的息肉，但其诊断意义有限，假阴性较多，阳性者可提供进一步检查的线索。

**【鉴别诊断】**

1. 西医鉴别诊断

（1）便血性疾病：如溃疡性大肠炎、血管瘤、缺血性结肠炎、肠憩室、痔、大肠恶性肿瘤等，主要依靠内镜检查及病理定性检查。

1）溃疡性结肠炎：溃疡性结肠炎与肠息肉均可有便血、腹痛、体重减轻等症状。但溃疡性结肠炎以血性腹泻为最常见的早期症状，其他症状依次有腹痛、便血、体重减轻、里急后重、呕吐等，还常合并有肠外表现，如关节炎、虹膜睫状体炎、肝功能障碍、皮肤病变、发热等。

2）大肠癌：大肠癌主要表现为暗红色血便，多伴黏液便，大便习惯改变，内镜、气钡双重对比造影及病理学检查可确诊。

3）缺血性肠炎：缺血性肠炎主要为突发性腹痛、腹泻和便血三联征，多为突然发作的剧烈腹痛，呈痉挛性发作，持续数小时或数天，40%～50%的患者伴有肠腔狭窄造成的肠梗阻表现。选择性血管造影可明确病变部位。

(2) 以肠道刺激症状为主的疾病

1）肠炎：两者均可有肠道刺激症状，但肠炎是感染引起的小肠炎和结肠炎，临床表现主要有腹痛、腹泻、稀水便或黏液脓血便，部分患者可有发热及里急后重感觉。肠息肉的肠道刺激症状较轻。

2）痢疾：痢疾夏秋季多见，多有不洁的饮食史或与菌痢患者密切接触史，临床表现主要有发热、腹痛、腹泻、里急后重、黏液脓血便。白细胞总数和中性粒细胞增加，粪便镜检有大量白细胞与红细胞，粪培养可见痢疾杆菌。

3）直肠脱垂、痔疮：息肉脱出肛门外应与直肠脱垂、痔疮相鉴别。肛门视诊脱出物为局限性肿物，直肠脱垂脱出黏膜呈环形。直肠指诊可发现肿物来源肛管或直肠，有无蒂，以此鉴别。

2. 中医鉴别诊断

(1) 肠癌：肠癌特点为便血相混，颜色以暗红色为主带有黏液与血块，可兼见大便习惯、大便形状改变。而息肉便血为大便表面带血，量少，色多鲜红。直肠指检或内镜检查可有助于鉴别。

(2) 痢疾：痢疾是以腹痛、里急后重、下利赤白脓血为主的病证，因饮食不洁，感受疫毒之气而发病，具有传染性。而息肉泄泻以大便稀溏、便次增多、便带黏液、里急后重为主要症状特点。

**【治疗】**

1. *一般治疗*　首先应除去各种可能的致病因素，避免高脂肪、蛋白、低纤维素饮食，戒烟酒等。饮食宜节制，不宜暴饮暴食，要调控情志，避免精神过度紧张或忧伤。

2. 中医治疗

(1) 辨证论治

1) 湿瘀阻滞

证候：大便溏烂不爽或黏液便，或见便下鲜红或暗红血液，或腹痛腹胀，或腹部不适，脘闷纳少。舌质偏暗或有瘀点、瘀斑，苔白厚或腻，脉弦或涩。

治法：行气化湿，活血止痛。

方药：平胃散合地榆散加减。

中成药：藿香正气软胶囊、香砂六君丸等。

2) 肠道湿热

证候：腹胀腹痛，大便溏泻，或黏液便，泻下不爽而秽臭，或有便血，或大便秘结，兼口渴喜饮，小便黄，肛门灼热坠胀。舌质偏红，舌苔黄腻，脉弦滑或滑数。

治法：清热解毒，行气化湿。

方药：地榆散合槐角丸加减。

中成药：香连片等。

3) 气滞血瘀

主证：脘腹胀闷疼痛，或有刺痛，便秘、便血或大便溏烂，或有痞块，时消时聚。舌质偏暗或有瘀斑，脉弦或涩。

治法：活血化瘀，行气止痛。

方药：血府逐瘀汤加减。

中成药：血府逐瘀胶囊、丹参饮等。

4) 脾虚夹瘀

主证：腹痛隐作，大便溏薄，便血色淡，神倦乏力，面色萎黄，纳呆，或畏寒、四肢欠温。舌质淡胖而暗，或有瘀斑、瘀点，脉虚或细涩。

治法：补益气血，活血化瘀。

方药：四君子汤合化积丸加减。

中成药：参苓白术散、资生丸等。

(2) 其他疗法

1) 针刺治疗：针刺天枢穴可改善肠腑功能，可用于消除或减轻肠息肉引起的肠道功能失常而导致的各种证候；针刺大肠俞可疏调肠腑、理气化滞，对肠息肉伴有里急后重症状患者可选用；上巨虚有调理肠道、疏络利湿，改善腹泻、腹痛症状；三阴交可改善脾胃虚弱，消化不良，腹胀肠鸣，具有上述症状的患者可选用。

2) 艾灸治疗：艾灸通过艾热刺激体表穴位或特定部位，通过激发经气的活动，温里散寒、理气化滞、和胃理肠、健脾安胃，达到调整肠道紊乱的生理功能。尤其适用于脾胃虚寒患者。常取关元、天枢、大肠俞穴。艾条灸 30 分钟，艾罐灸 30 分钟。

3) 埋线疗法：穴位埋线通过针具和药线在穴位内产生刺激经络、平衡阴阳、调和气血、调整脏腑，可改善肠道功能，改善肠道刺激症状。常取大肠俞、天枢、三阴交、足三里、上巨虚穴。

3. 西医治疗

(1) 治疗原则：十二指肠或大肠的单个或多个散发息肉，不论是否是腺瘤性息肉，都应在内镜下切除并送病理检查。肿瘤性息肉主要以手术治疗为主，结肠镜检中见到的息肉，其性质难从肉眼判断，故发现后应进行内镜下电切术或手术切除作病理性检查，并根据息肉或腺瘤的性质、所在部位、大小、个数、有蒂或无蒂而选择不同治疗方案。

(2) 手术治疗

1) 内镜下手术治疗：包括圈套凝切法、活检钳凝切法、电凝器灼除法。内镜下切除有蒂或无蒂息肉，有蒂息肉于结肠镜检时一并圈套切除。无蒂息肉，小于 0.5 cm 者，可电灼摘除；0.5～1.0 cm者，可在黏膜下注射生理盐水后再行电切。

2) 非内镜下手术治疗：对直径大于 2 cm 的无蒂或广基息肉，腺瘤性息肉伴异型增生、可疑癌变和癌变者，息肉进行性增大或息肉病者，可根据临床实际情况选择手术方案。

Ⅰ经肛门入路息肉切除术：适用于位于直肠下段的腺瘤。

Ⅱ经骶尾入路息肉切除术：适应于直肠上段腺瘤。

Ⅲ经腹入路息肉切除术：适应于直径大于 1 cm 的广基息肉及小于 2 cm的有蒂腺瘤，如果用圈套器凝切或经肛门切除有困难，或止血不可靠，或恶变可能性大，或息肉病者。手术方式包括：① 全大肠切除、回肠腹壁造口术。② 全结肠切除、回肠直肠吻合术。③ 结肠次全切除术。④ 全结肠切除、直肠黏膜剥脱、回肠肛管吻合术。

Ⅳ腹腔镜息肉切除术。

（3）术后处理

1）内镜下息肉手术或经肛门、骶尾息肉切除术，需全流质饮食2～3 天，预防性应用抗生素及止血药。

2）大肠息肉经腹手术后恢复肠功能，禁食禁水，胃肠减压，营养支持治疗，维持水电解质平衡，抗生素预防感染。

# 肠易激综合征

**【定义】**

肠易激综合征(irritable bowel syndrome, IBS)是一种慢性肠道运动功能紊乱性疾病,主要表现为腹痛和排便异常,缺乏形态学、微生物学和生化学异常。本病临床上常见,我国患病率为5.7%～7.3%,发病年龄多在20～50岁。确切病因尚不明确,可能与心理因素、胃肠运动紊乱、内脏感觉功能障碍、肠道感染、食物因素、遗传因素、自主神经功能异常等有关。

本病属于中医学"泄泻病"或"便秘"的范畴。

**【诊断要点】**

1. 临床表现

(1) 腹痛:慢性腹痛,部位不确定,左下腹多见或弥漫而非局限性。性质多样,可为隐痛、胀痛、绞痛等。轻重程度不等,常在进食后发生,有排便后缓解的特点。

(2) 排便异常:可有腹泻、便秘,或腹泻与便秘交替。腹泻时大便不成形或水样,可伴有黏液但无脓血,排便前常有腹痛,便后缓解。便秘为主时大便干结,数天1次,或有排不净感。

(3) 其他表现:多伴有其他消化道症状,如腹胀、纳差、早饱、嗳气、胃灼热等。

2. 体征　IBS缺乏典型的阳性体征,体格检查时可有腹部压痛、肠鸣音增强等。

3. 辅助检查

(1) 血常规、便常规正常,便隐血阴性。

(2) 结肠镜：正常或仅有轻度黏膜充血。

(3) 消化道造影：正常或可见肠管痉挛，运动增快。

**【诊断】**

1. 西医诊断　IBS的诊断是在除外器质性病变的基础上作出的，目前公认的诊断标准为2006年制定的罗马Ⅲ标准。

反复发作的腹痛或不适，最近3个月内每个月至少有3天出现症状，合并以下2条或多条：① 排便后症状缓解。② 发作时伴有排便频率改变。③ 发作时伴有大便性状改变。

诊断前症状出现至少6个月，近3个月满足以上标准。

2. 中医诊断

(1) 腹泻型IBS：泄泻病。

(2) 便秘型IBS：便秘。

**【鉴别诊断】**

1. 西医鉴别诊断　主要与各种引起腹痛和排便异常的器质性疾病相鉴别，如各种肠道感染性疾病、炎症性肠病、各种消化道肿瘤、吸收不良综合征及部分肝、胆、胰疾病和全身疾病。

2. 中医鉴别诊断

(1) 痢疾：痢疾与肠易激综合征均为大便次数增多、粪质稀薄的病证。泄泻以大便次数增加，粪质稀溏，甚如水样，或完谷不化为主证，大便不夹有脓血，也无里急后重，腹痛或有或无。而痢疾以腹痛、里急后重、便下赤白脓血为主证。

(2) 霍乱：霍乱是一种上吐下泻同时并作的病证，来势急骤，变化迅速，病情凶险，起病时先突然腹痛，继则吐泻交作，所吐之物均为未消化食物，气味酸腐热臭；所泻之物多为黄色粪水，或如米泔，常伴恶寒、发热，部分患者在吐泻之后，津液耗伤，迅速消瘦，或发生转筋，腹中绞痛；若吐泻剧烈，则见面色苍白，目眶凹陷，汗出肢冷等津竭阳衰之危候。

**【治疗】**

IBS应采取心理治疗、饮食调整和药物治疗相结合的综合治疗。

1. 一般治疗

(1) 心理治疗：消除患者的精神顾虑，帮助患者分析并找出可能的诱发因素，尽可能避免这些诱因。

(2) 饮食调整：避免可能成为诱因的敏感食物，避免进食过多产生肠气的食物，如牛奶及奶制品、豆类、面食等。对于便秘或排便不畅者可多进食富含纤维的食物。

2. 中医治疗

(1) 辨证论治

泄泻

1) 肝气乘脾

证候：腹痛而泻，伴有腹中雷鸣，攻串作痛，矢气频作，每于抑郁恼怒，或情志紧张之时诱发，平素亦多胸胁胀闷、嗳气食少，或合并脏燥之证。苔薄，舌淡红，脉弦。

治法：抑肝宁神，健脾扶土。

方药：痛泻要方合四逆散加减。

中成药：逍遥丸。

2) 脾胃虚弱

证候：大便时溏时泻，迁延反复，完谷不化，饮食减少，食后脘闷不舒，稍进油腻食物则大便次数明显增加，面色萎黄，神疲倦怠。舌淡苔白，脉细弱。

治法：健脾渗湿，益气止泻。

方药：参苓白术散。

中成药：健脾丸加减。

3) 脾肾阳虚

证候：黎明五更之前腹痛肠鸣即泻，泻下完谷，泻后则安，形寒肢冷，腰膝酸软。舌淡苔白，脉沉细。

治法：温补脾肾，固涩止泻。

方药：四神丸加减。

中成药：附子理中丸。

4）寒湿泄泻

证候：泄泻清稀，甚如水样，腹痛肠鸣，脘闷食少。苔白腻，脉濡缓。

治法：芳香化湿，解表散寒。

方药：藿香正气散加减。

中成药：藿香正气胶囊。

便秘

1）肠胃积热

证候：大便干结，腹胀腹痛，面红身热，口干口臭，心烦不安，小便短赤。舌红苔黄燥，脉滑数。

治法：泻热导滞，润肠通便。

方药：麻子仁丸加减。

中成药：麻仁软胶囊。

2）气机郁滞

证候：大便干结或不甚干结，欲便不得出或便而不爽，肠鸣矢气，腹中胀痛，胸胁满闷，嗳气频作，食少纳呆。舌苔薄腻，脉弦。

治法：顺气导滞。

方药：六磨汤加减。

中成药：六磨汤口服液。

3）阴寒积滞

证候：大便艰涩，腹痛拘急，胀满拒按，胁下偏痛，手足不温，呃逆呕吐。舌苔白腻，脉弦紧。

治法：温里散寒，通便止痛。

方药：大黄附子汤加减。

中成药：苁蓉通便口服液。

4）气虚

证候：粪质并不干硬，虽有便意但难排出，汗出气短，便后乏力，面白神疲，肢倦懒言。舌淡苔白，脉弱。

治法：补气润肠。

方药：黄芪汤加减。

中成药：黄芪健中丸。

5）血虚

证候：大便干结，面色无华，心悸气短，失眠多梦，健忘。口唇色淡，舌淡苔白，脉细。

治法：养血润燥。

方药：润肠丸加减。

中成药：麻仁润肠丸。

6）阴虚

证候：大便干结如羊屎状，形体消瘦，头晕耳鸣，两颧红赤，心烦少眠，潮热盗汗，腰膝酸软。舌红少苔，脉细数。

治法：滋阴通便。

方药：增液汤加减。

中成药：五仁润肠丸。

7）阳虚

证候：大便干或不干，排出困难，小便清长，面色㿠白，四肢不温，腹中冷痛。舌淡苔白，脉沉迟。

治法：温阳通便。

方药：济川煎加减。

中成药：济川煎口服液。

（2）其他疗法

1）针灸：泄泻取足三里、天枢、三阴交穴。实证用泻法，虚证用补法。寒湿脾虚加脾俞、章门；脾肾阳虚加肾俞、命门、关元，也可用灸法；脘痞纳呆加公孙。便秘取背俞穴、腹部墓穴和下合穴为主，一般取大肠俞、天枢、支沟、丰隆穴，实证宜泻，虚证宜补，寒证加灸；肠胃积热加合谷、曲池；气滞加中脘、行间。

2）推拿按摩：研究证明 IBS 患者有明确的焦虑和抑郁症状。

中医推拿对患者可起到明确的治疗作用，能调节神经精神状态。包括指柔、摩腹、运腹、分推、滚法等治疗手法，部位以脊柱两侧、任脉、胃经为主。

3）穴位敷贴：穴位贴敷疗法，是以中医经络学说为理论依据的一种无创痛治疗疾病穴位疗法。将苍白术、黄连、木香、郁金、防风、柴胡、白芍等中药研为细末，生姜汁调成糊状，胶布固定贴敷神阙、中脘、肝、脾、胃俞，足三里和上巨虚等穴治疗。

3. 西医治疗　以对症治疗为主。

（1）匹维溴铵（得舒特）：选择性作用于胃肠道的钙离子拮抗剂，主要用于腹痛明显者。

（2）促胃肠动力药物：多潘立酮、莫沙必利等，用于腹胀、便秘者。

（3）止泻药：蒙脱石（思密达）、洛哌丁胺（易蒙停）等，用于腹泻者。

（4）微生态制剂：双歧三联活菌（培菲康）、乳酸菌素等，用于调整肠道菌群。

（5）抗抑郁、抗焦虑药：百忧解、盐酸帕罗西汀片（赛乐特）、黛力新等，用于精神神经症状明显者。

# 大 肠 癌

【定义】

大肠癌(colorectal cancer)是常见的恶性肿瘤,包括结肠癌和直肠癌。其病因与遗传、生活方式、大肠腺瘤等关系密切。大肠癌的发病率从高到低依次为直肠、乙状结肠、盲肠、升结肠、降结肠及横结肠,现有向近端(右半结肠)发展的趋势。发病年龄趋于老年化,男女之比为1.65∶1。高脂肪、高蛋白和低纤维饮食易引起大肠癌。近20年来,世界上大多数国家的大肠癌发病率呈上升趋势,我国的大肠癌的发病率也呈上升趋势。

中医文献中有大量类似本病描述的记载,内容散见于"肠风""肠蕈""锁肛痔""积聚""下痢""肠结"等篇目中。

【诊断要点】

1. 临床表现　大肠癌早期无症状,或症状不明显,仅感不适、消化不良、大便潜血等。① 便血:肠癌早期病变仅限于黏膜,可无症状,或仅有排便风俗变化。当肿瘤生长到肯定程度时,即可出现便血,血色多淡暗,黏附于大便外貌。粪便镜检可发明红细胞,大便潜血试验呈阳性。② 排便习惯变化:大便次数由原来的每日一次变成两三次,且排便不规律,有患者可出现腹泻与便秘交替出现等症状,因为肿瘤的生长影响了肠道的正常生理功能。③ 腹痛和腹胀:肠癌的早期症状患者因肠道梗阻会腹胀、腹痛,此中腹痛的产生率较腹胀的产生率高。疼痛部位多在中下腹部,程度轻重不一,多为隐痛或胀痛。④ 血虚与体重减轻:随着病情进展,患者可出现慢性虚弱性症状,如血虚、瘦弱、乏力及发热,乃至出现恶病质，并时常伴有精神萎靡和没有原因的体重骤降，与便血、营养摄入不够等有关。

大肠癌因其发部位不同而表现出不同的临床症状。

(1) 右半结肠癌：右半结肠因肠腔宽大，在肿瘤生长的过程中会出现纳差、恶心、呕吐、贫血、疲劳、腹痛等症状；肿瘤生长至一定体积才会出现腹部症状，这也是肿瘤确诊时，分期较晚的主要原因之一。

(2) 左半结肠癌：左半结肠肠腔较窄，更易引起完全或部分性肠梗阻。肠腔变窄会导致便秘、便血、腹泻、腹痛、腹部痉挛、腹胀等。带有新鲜出血的大便表明肿瘤位于左半结肠末端或直肠。病期的确诊常早于右半结肠癌。

(3) 直肠癌：直肠癌部位较低、粪块较硬者，易引起出血，多为鲜红或暗红色，常与粪便混合或附于粪便表面，易误诊为痔疮出血。且由病灶刺激和肿瘤部位溃疡所导致的继发性感染，会不断引起排便反射。癌肿环状生长时，会导致肠腔缩窄，早期表现为粪便变形变细。

(4) 肿瘤浸润及转移症：直肠癌侵及骶神经丛会导致肛门失禁、下腹及腰骶部持续疼痛；晚期癌细胞通过淋巴或者血液扩散时会相应出现症状。

2. 体征　在大肠癌中、晚期，进行体格检查时，可能在中下腹部触及肿块，质较硬；多数直肠癌患者经直肠指检可发现直肠肿块，质地坚硬，表面呈结节状，有肠腔狭窄，直肠指检后的指套上有血性黏液。多数患者在中、晚期可有消瘦及贫血。

3. 辅助检查

(1) 实验室检查：血常规、肝肾功能检查有助于了解患者有无缺铁性贫血、肝肾功能等基本情况；大便常规、便潜血检查对本病的诊断虽无特异性，亦非确诊手段，但方法简便易行，可作为普查筛检或早期诊断的线索。进行血肿瘤标记物癌胚抗原(CEA)检测、CA125、CA19－9 等传统肿瘤标志物的血清学检测尚不够灵敏、特异性不强，但对手术效果的评价和术后复发的监视具有一定的价值。

(2) 结肠镜检查：对结、直肠癌有确诊价值。

通过结肠镜能直接观察全结直肠的肠壁、肠腔的改变，并确定肿瘤的部位、大小，初步判断浸润范围，取活检可获确诊，早起大肠癌内镜下形态可分为隆起型和平坦型。在检查过程中进行活检和治疗。结肠镜下黏膜染色技术可显著提高微小病变尤其是平坦型病变的发现率。采用染色放大结肠镜技术结合腺管开口分型有助于判断病变性质和浸润深度。超声内镜技术有助于判断大肠癌的浸润深度，对大肠癌的 T 分期准确性较高，有助于判定是否适合在内镜下进行治疗。

(3) 活检和脱落细胞学检查：活检对大肠癌，尤其是早期癌和息肉癌变的确诊以及对病变进行鉴别诊断有决定性意义，可明确肿瘤的性质、组织学类型及恶性程度、判断预后和指导临床治疗。脱落细胞学检查准确性虽高，但是取材烦琐，不易获得满意的标本，故临床应用少。

(4) CT 检查：主要用于了解直肠癌肠外浸润和转移情况，有助于进行临床病理分期，以制订治疗方案。对术后随访亦有价值，但对早期的诊断有限，且不能对病变部位进行活检，对细小或扁平病变存在假阴性。

(5) X 线钡剂灌肠：在结肠镜大规模普及下，现阶段 X 线钡剂灌肠已较少使用，且判断准确率较低，现多用于在结肠内镜遇到肠腔狭窄时未能进镜时补充使用。



**【鉴别诊断】**

1. 西医鉴别诊断

(1) 胃癌：大肠癌症状如纳差、恶心、呕吐、贫血、疲劳、腹痛等，与胃癌早期症状相似，需特别注意鉴别。胃镜检查及活检有助于鉴别。

(2) 内痔：内痔与大肠癌均可出现下腹部不适，且会出现大便带血，排便习惯的改变、肛门坠胀或异物感，直肠指检可会触及肿块，引起肠腔狭窄等。鉴别依靠胃镜检查。

（3）肠炎：大肠癌会引起排便习惯的改变，病灶刺激或肿块溃疡导致的继发性感染会引起排便反射，易于肠炎或痢疾混淆。但肠炎内镜检查常无异常发现。

2. 中医鉴别诊断

（1）痢疾：痢疾以腹痛，里急后重，大便次数增多，泻下赤白脓血便为主症，常伴有恶寒、发热等。肠积会有部分症状会与痢疾相似，以排便习惯与粪便性状改变，腹痛，肛门坠痛，里急后重，甚至腹内结块，消瘦为主要临床表现。

（2）便秘（气秘）：肠积会出现大便形状改变，当肠腔狭窄时，也会与便秘症状相似；气秘大便干结，或不甚干结，欲便不得出，或便而不爽，肠鸣矢气，腹中胀痛等。

**【治疗】**

1. 中医治疗

（1）湿热下注

症状：腹部阵痛，便中带血或黏液脓血便，里急后重，或大便干稀不调，肛门灼热，或有发热、恶心、胸闷、口干、小便黄等症。舌质红，苔黄腻，脉滑数。

治法：清热利湿，化瘀解毒。

方药：槐角丸加减。

腹痛较著者可加香附、郁金，以行气活血定痛；大便脓血黏液，泻下臭秽，为热毒炽盛，加白头翁、败酱草、马齿苋以清热解毒，散血消肿。

（2）瘀毒内阻

症状：腹部拒按，或腹内结块，里急后重，大便脓血，色紫暗，量多，烦热口渴，面色晦暗，或有肌肤甲错。舌质紫暗或有瘀点、瘀斑，脉涩。

治法：活血化瘀，清热解毒。

方药：膈下逐瘀汤加味。

临床应用常配伍黄连、黄柏、败酱草等，以加强清热解毒之力。

(3) 脾肾阳虚

症状：腹痛喜温喜按，或腹内结块，下利清谷或五更泄泻，或见大便带血，面色苍白，少气无力，畏寒肢冷，腰酸膝冷。苔薄白，舌质淡胖有齿痕，脉沉细弱。

治法：温补脾肾。

方药：附子理中汤加减。

如下利清谷，腰酸膝冷之症突出，可配四神丸以温补脾肾，涩肠止泻。

中成药：附子理中丸等。

(4) 气血两虚

症状：腹痛绵绵，或腹内结块，肛门重坠，大便带血，泄泻，面色苍白，唇甲不华，神疲肢倦，心悸气短，头晕目眩，形瘦纳少。苔薄白，舌质淡，脉沉细无力。

治法：补气养血。

方药：八珍汤加减。

腹痛绵绵者，重用白芍、炙甘草以缓急止痛；便血不止者，加三七、茜草、仙鹤草化瘀止血；泄泻者，加肉豆蔻、赤石脂以收敛固涩；心悸失眠者，加酸枣仁、远志养心安神。

中成药：八珍丸、十全大补丸等。

(5) 肝肾阴虚

症状：腹痛隐隐，或腹内结块，便秘，大便带血，腰膝酸软，头晕耳鸣，视物昏花，五心烦热，口咽干燥，盗汗，遗精，月经不调，形瘦纳差。舌红少苔，脉弦细数。

治法：滋肾养肝。

方药：知柏地黄丸加减。

便秘者，加柏子仁、火麻仁润肠通便；大便带血者，加三七、茜草、仙鹤草化瘀止血；遗精者，加芡实、金樱子益肾固精；月经不调者，加香附、当归益气活血调经。

2. 西医治疗

(1) 外科治疗：即以手术切除为主的综合治疗方案，本病的唯一根治方案是癌肿的早期切除。对有广泛的癌转移者，如病变肠段已不能切除，则应进行改道造瘘等姑息手术。鉴于疏忽可发生于第2处原发大肠癌，故主张在术后3～6个月应进行首次结肠镜检查。

(2) 结肠镜治疗：结直肠腺瘤癌变和黏膜内的早期癌可经结肠镜用高频电凝切除、黏膜切除术或黏膜剥离术，回收切除后的病变组织做病理检查，如癌未累及基底部则可认为治疗完成，如累计根部，需追加手术，彻底切除有癌组织的部分。对左半结肠癌形成肠梗阻者，可在内镜下安置支架，解除梗阻，缓解症状，更重要的是有利于减少术中污染，增加Ⅰ期吻合的概率。

(3) 放疗：用于直肠癌。术前放疗可提高手术切除率和降低术后复发率；术后放疗仅用于手术未达根治或术后局部复发者，其主要并发症为放射性结肠炎。

(4) 化疗：大肠癌对化疗一般不敏感，早期癌根治后一般不需要化疗。但作为一种辅助手段，常在术后使用。某些新药如奥沙利铂、卡培他滨、盐酸伊立替康(CPT-11)等尚有较好的疗效，常联合使用。

# 急性肠炎

**【定义】**

急性肠炎(acute enteritis)是一种常见病、多发病,指各种病原体(病毒、细菌)引起的,以腹痛、泻下为主要临床表现的急性肠道感染性疾病。其中轮状病毒是婴幼儿急性腹泻的常见病因,而产肠毒素性大肠杆菌是成人急性肠炎的主要病原。

本病属于中医学“泄泻”范畴。

**【诊断要点】**

1. 临床表现　急性肠炎多有不洁饮食、暴饮暴食史,或与腹泻患者接触史,潜伏期一般几小时,与感染的细菌量有关。其临床表现如下:

(1) 起病急骤,病程较短,泻下急迫而量多。

(2) 发热:有不同程度的发热,多为轻、中度。

(3) 腹泻:大便次数增多,每日 3～4 次,多者可达 10 次以上,大便性状不一,便质稀溏、多为水样便,或少量黏液血便,但无里急后重。肠出血性大肠杆菌感染 24 小时内可出现血便。

(4) 可出现恶心、呕吐,呕吐物为胃内容物或混有胆汁。病情较重者可出现不同程度的脱水。

2. 体征　腹部有轻度或中度压痛,以脐周为主,呈隐痛或阵痛,便后腹痛无明显缓解,无反跳痛及肌紧张,肠蠕动增加,肠鸣音亢进。

3. 辅助检查

(1) 血常规检查:白细胞总数正常或轻度升高,以中性粒细胞增多为主。

(2) 大便常规检查：粪便可为稀便、水样便、黏液便、血便等，镜检下可见少量白细胞、红细胞或黏液。

(3) 细菌学检查：粪便培养可发现病原体，如肠致泻性大肠杆菌、沙门菌、轮状病毒等，儿童怀疑轮状病毒感染可行轮状病毒乳胶凝集检测。

**【鉴别诊断】**

1. 西医鉴别诊断

(1) 细菌性痢疾：由志贺菌属(痢疾杆菌)引起的肠道传染病，简称菌痢。主要有发热、腹痛、腹泻、里急后重、黏液脓血便的症状，与侵袭性大肠杆菌肠炎的临床表现类似，可依据粪便培养及血清特异性抗原检测加以鉴别。

(2) 寄生虫感染：如钩虫、蛔虫、血吸虫、旋毛虫、华支睾吸虫、包虫、鞭虫、肠绦虫等肠道寄生虫的感染，不定时的轻微腹痛、消瘦，外周血嗜酸性粒细胞绝对值明显升高；通过反复检查粪便虫卵不难鉴别。

(3) 溃疡性结肠炎：病变主要累及直肠、乙状结肠，病变连续，溃疡浅，充血明显，多无小肠受累；脓血黏液便突出，伴里急后重，较少发热；可通过 X 线钡灌肠或结肠镜检查加以鉴别。

(4) 功能性腹泻：指无任何细菌、病毒感染的腹泻，是一种表现为不伴腹痛，持续性或复发性解软便、水样便的病症，一般由胃肠功能过强(胃肠揉动过快)引起，按之有硬块，空腹症状加重。与精神紧张和情绪变化有关，也可能与摄入某种特定食物有关。可通过结肠镜、血液生化等检查加以鉴别。

2. 中医鉴别诊断

(1) 痢疾：泄泻与痢疾的病位均在肠，且都有大便性状及次数的改变，应加以鉴别。泄泻以大便稀溏、便次增多，甚至以水样便为主，痢疾以腹痛、里急后重、便下赤白黏冻为主。其中，泄泻之腹痛多合并肠鸣脘胀，泻后痛减，且并无里急后重感，而痢疾之腹痛多合并里急后重，且泻后痛不减。

(2) 霍乱：霍乱是一种上吐下泻并作的病证，起病突然，变化迅速，所泻之物多为黄色粪水或如米泔水样，伴有恶寒、发热，而泄泻仅以便次增多，大便稀溏，甚至水样为主要特征；霍乱因剧烈吐泻后引致津液迅速耗伤，甚至出现阴阳离决之危候，病势凶险，而泄泻日久，津液流失、气阴耗伤，由实转虚，病程迁延。

**【治疗】**

1. 一般治疗　急性肠炎的治疗，首先需祛除各种可能的致病因素，注意饮食卫生及水源管理，忌食生冷、油腻荤腥及辛辣刺激之品，饮食宜低纤维、易消化且无刺激性，应以含盐的淀粉类熟食为主，少量多餐，如饮食无法耐受者可采用静脉营养补给，并注意积极纠正腹泻引起的失水，根据每日生理需要量补充如氨基酸、葡萄糖、维生素及微量元素等，必要时胃肠外营养，以维持电解质和酸碱平衡。

2. 中医治疗

(1) 辨证论治

1) 寒湿

证候：大便清稀，甚则如水样，腹痛肠鸣，伴见恶寒发热、头疼，肢体酸痛，胃脘腹疼痛，得暖则舒，呕吐物带有酸水，脘闷食少。苔薄白、脉浮。

治法：芳香化湿、解表散寒。

方药：藿香正气散加减。

中成药：藿香正气丸(口服液)、理中丸、玄胡止痛片等。

2) 湿热

证候：腹痛，泻下急迫，或泻而不爽，粪色黄褐，气味臭秽，肛门灼热，嗳气泛酸，身热口渴，小便短黄。苔黄腻，脉滑数或濡数。

治法：清热利湿。

方药：葛根黄芩黄连汤加减。

中成药：保济丸(口服液)、葛根芩连丸、香连片、炎可宁片。

3）食滞

证候：泻下稀便，臭如败卵，并伴见不消化食物，腹痛肠鸣，泻后痛减，脘腹胀满，呕吐物多为酸腐食物，嗳腐酸臭，不思饮食。苔垢腻，脉滑。

治法：消食导滞。

方药：① 保和丸加减。② 枳实导滞丸加减（积滞较重）。

中成药：保和丸、枳实消痞丸、金佛止痛片等。

（2）其他疗法

1）针灸：针刺足三里、天枢、神阙、中脘等穴可调节胃肠道消化吸收的功能，在修复肠道黏膜、影响肠电活动、调节肠道排空速度等方面，可缓解腹泻症状；针刺足三里、中脘、天枢、三阴交、太冲等穴可提高痛阈，抑制中枢神经和外周神经的痛觉传导，具有明显的改善腹痛的作用，针刺中脘、内关、足三里等穴可改善呕吐症状。温灸中脘、上脘等穴以温中止痛，通过局部温热效应，调节胃肠道功能，适用于寒湿证患者。

2）中药穴位敷贴：辨证施治，寒湿证可取苍术、白术各 20 g，吴茱萸 5 g，赤石脂 15 g，石榴皮 20 g，丁香 5 g，肉桂 5 g，以散寒祛湿，湿热证可取黄连 5 g，苦参 10 g，茯苓 15 g，以清热利湿。以中药晒干研细末并调成糊状，贴敷于神阙穴上，以纱布固定，每次贴敷约 8 小时，每日 1 次，3 天为 1 个疗程。通过药物对特定穴位的刺激，恢复胃肠道功能。

3）刮痧疗法：在下脘、石门、天枢、天突穴上行刮痧疗法，用食指与中指的第 2 指节对准穴位，将皮肤夹起、松开，反复进行，每点夹 6～8 次，直至被夹处成为橄榄状之紫红色充血斑为度，每日 2 次。

3. 西医治疗

（1）病因治疗：针对肠道细菌感染所致的肠炎，及时针对病原体使用抗生素治疗是根本。如大肠杆菌、沙门菌感染，应用依诺沙星、氧氟沙星、环丙沙星等喹诺酮类药物及复方磺胺甲噁唑（复方新诺明）均有效。而病毒感染所致的肠炎，则以调节饮食及支持疗法为主，无需使用抗生素。

（2）对症治疗

1）止泻治疗：腹泻较轻者可不必止泻，诊断不明且尚未排除严重疾病时，需慎用止泻药物。如腹泻频繁者，或引起明显失水、电解质丢失明显者，宜用止泻药。有肠道特异的阿片类药物，如盐酸洛哌丁胺（loperamide bydrochloride）阻止乙酰胆碱和前列腺素的释放，从而抑制肠蠕动，增加水和电解质的吸收，首剂 4 mg，以后每次腹泻服用 2 mg，直至腹泻停止，总量每日不可超过 16 mg，维持量为每日 2～12 mg。不可用于细菌，特别是志贺氏菌的感染患者及严重溃疡性结肠炎可能发生中毒性巨结肠的患者。

2）肠黏膜保护治疗：如蒙脱石散（思密达）结合消化道黏液中糖蛋白使黏液层增厚，加速受损黏膜上皮细胞的修复和再生，同时，对消化道病菌、病毒及细菌所产生的毒素有极强的选择性固定和抑制作用，能有效地阻止病原体的攻击。每次 3 g，每日 3 次。

3）止痛治疗：腹痛剧烈者，可选用阿托品、颠茄片、溴丙胺太林（普鲁本辛）等解痉止痛剂。目前有一类应用于胃肠道平滑肌的钙离子拮抗剂，可以抑制肠运动而减轻腹痛，如匹维溴铵、奥替溴铵等。

# 溃疡性结肠炎

**【定义】**

溃疡性结肠炎(ulcerative colitis, UC)是一种以结肠黏膜连续性、弥漫性炎症改变为特点的慢性非特异性肠道炎症性疾病，临床以腹痛、腹泻、黏液脓血便为主要症状，病程长，反复发作，症状轻重不一。病因尚未完全阐明，主要认为与感染、免疫异常、遗传、精神因素等有关。

**【诊断要点】**

1. 临床表现

(1) 腹痛：腹痛部位一般在左下腹或下腹部，亦可波及全腹部，常为阵发性、痉挛性疼痛，多发生于排便前或餐后，有腹痛——排便——便后缓解的特点。

(2) 腹泻：轻重不一，轻者每日2～3次，重者每日可达10～30次，多为黏液脓血便，常有里急后重。

(3) 全身症状：急性发作期常有发热，重症可有高热，但不伴有寒战。其他还有上腹不适、嗳气、恶心、消瘦、贫血、水电解质平衡紊乱、低蛋白血症等。

(4) 肠外表现：主要为关节炎。皮肤黏膜病变、肝胆和眼部病变发生率与克罗恩病相比较低，且在结肠炎症控制后可恢复。

(5) 并发症：病程较长，病情严重者常有局部和全身并发症，主要有大量便血、肠穿孔、肠腔狭窄、中毒性巨结肠、癌变等。

2. 体征　可有程度不等的左下腹压痛，中毒性巨结肠或肠穿孔时可有腹肌紧张、反跳痛、肠鸣音减弱或消失。

3. 辅助检查

(1) 结肠镜检查：结肠镜下UC病变多从直肠开始，呈连续性、弥漫性分布，表现为：① 黏膜血管纹理模糊、紊乱或消失、充血、水肿、质脆、自发性或接触性出血和脓性分泌物附着，亦常见黏膜粗糙、细颗粒状。② 病变明显处可见弥漫性、多发性糜烂或溃疡。③ 缓解期可见结肠袋变浅、变钝或消失以及假息肉、黏膜桥等。

(2) 黏膜活组织学检查

1) 活动期：① 固有膜内弥漫性急、慢性炎性细胞浸润，包括中性粒细胞、淋巴细胞、浆细胞、嗜酸性粒细胞等。② 隐窝急性炎性细胞浸润，尤其是上皮细胞间有中性粒细胞浸润和隐窝炎，甚至形成隐窝脓肿，可有脓肿溃入固有膜。③ 隐窝结构改变：隐窝大小、形态不规则，排列紊乱，杯状细胞减少。④ 可见黏膜表面糜烂、浅溃疡形成和肉芽组织增生。

2) 缓解期：① 黏膜糜烂或溃疡愈合。② 固有膜内中性粒细胞浸润减少或消失，慢性炎性细胞浸润减少。③ 隐窝结构改变。隐窝减少、萎缩，可见潘氏细胞化生。

(3) 钡剂灌肠检查：主要改变为：① 黏膜粗乱和(或)颗粒样改变。② 肠管边缘呈锯齿状或毛刺样，肠壁有多发小充盈缺损。③ 肠管缩短，带囊消失呈铅管样。

4. 西医诊断

(1) 诊断：UC缺乏诊断的金标准，主要结合临床表现、内镜和病理组织学检查综合分析，在排除感染性和非感染性结肠炎的基础上，按下列要点诊断：① 具有上述典型临床表现者为临床疑诊，安排进一步检查。② 同时具备上述结肠镜和(或)放射影像特征者，可临床拟诊。③ 如再加上黏膜活检和(或)手术切除标本组织病理学特征者，可以确诊。④ 初发病例如临床表现、结肠镜及活检组织学改变不典型者，暂不确诊UC，应予随访。

(2) 疾病评估：UC诊断成立后，需要进行疾病评估，以利于全面评估病情和预后，制订治疗方案。

1）临床类型：① 初发型：首次发病。② 慢性复发型：临床缓解期再次出现症状，临床多见，发作期与缓解期交替。

2）病变范围：① 直肠炎：局限于直肠。② 左半结肠炎：累计左半结肠（脾曲以远）。③ 广泛结肠炎：病变广泛累及脾曲以近乃至全结肠。

3）病情分期：活动期、缓解期。

4）疾病严重程度：改良 Truelove 和 Witts 疾病严重程度分型。

| 按严重程度分型 | 排便（次/日） | 便血 | 脉搏（次/分钟） | 体温（℃） | 血红蛋白 | ESR（mm/h） |
|---|---|---|---|---|---|---|
| 轻度 | ＜4 | 轻或无 | 正常 | 正常 | 正常 | ＜20 |
| 重度 | ≥6 | 重 | ＞90 | ＞37.8 | ＜75%ULN | ＞30 |

注：中度为介于轻、重度之间。

**【鉴别诊断】**

1. 西医鉴别诊断

（1）克罗恩病：炎症性肠病（IBD）的一种，临床主要表现为腹痛、腹泻，也可有脓血便，但较 UC 少见，常有腹块。病变主要在回肠末端及邻近结肠，可累及整个消化道。内镜下表现为节段性、非对称性的各种黏膜炎症反应，特征性表现为纵行溃疡和鹅卵石样外观，间以正常黏膜。黏膜活检主要有黏膜下层淋巴细胞积聚、裂隙状溃疡、非干酪样坏死性肉芽肿等。

（2）急性感染性肠炎：各种细菌感染如志贺菌、沙门菌、大肠杆菌等。常有不洁饮食史或疫区接触史等流行病学特点，急性起病，多伴有发热和腹痛，抗菌药物治疗有效，粪便检出病原体可确诊。

（3）阿米巴肠病：粪便果酱样，肠镜下溃疡较深、边缘潜行，间以外观正常黏膜，确诊有赖于粪便或组织中找到病原体。

（4）肠道血吸虫病：有疫水接触史，常有肝脾大。确诊时，粪便检查见血吸虫卵或孵化毛蚴阳性。急性期肠镜下见黏膜黄褐色颗粒,活检见血吸虫卵。

(5) 其他:肠结核、真菌性肠炎、抗生素相关性肠炎、缺血性肠炎、放射性肠炎、HIV 合并的肠病、结肠息肉病、嗜酸粒细胞性肠炎等。

2. 中医鉴别诊断 泄泻病位在脾,病机重点是脾失运化,湿浊内生,清浊不分,混杂而下。临床表现泻下为稀薄粪便,颜色黄或白,无赤白脓血,泻下爽利甚至滑脱不禁。腹痛或有或无,多伴有肠鸣腹胀,呈阵发性,泻后痛减。

**【治疗】**

1. 中医治疗

(1) 辨证论治

1) 湿热下注

证候:腹泻,黏液脓血便,里急后重,腹痛,肛门灼热,溲赤。舌红,苔黄腻,脉滑数或濡数。

治法:清热化湿,补脾益肠。

方药:红藤肠安汤加减。

中成药:香连丸、葛根芩连丸等。

2) 寒热错杂

证候:下痢稀薄,夹有黏冻,反复发作,腹痛隐隐,四肢不温,腹部有灼热感,烦渴。舌质红,或舌淡红,苔薄黄,脉弦,或细弦。

治法:温中补虚,清热化湿。

方药:乌梅丸加减。

中成药:肠胃康等。

3) 肝郁脾虚

证候:腹痛即泻,泻后痛减。常因情志或饮食因素诱发大便次数增多,大便稀溏,或黏液便,情绪抑郁或焦虑不安,嗳气不爽,食少腹胀。舌质淡红,苔薄白,脉弦或弦细。

治法:疏肝解郁,健脾益气。

方药：痛泻药方合四逆散加减。

中成药：舒肝片合四君子合剂等。

4）脾肾阳虚

证候：久泻不止，夹有白冻，甚则完谷不化，滑脱不禁，形寒肢冷，腹痛喜温喜按，腹胀，食少纳差，腰酸膝软。舌质淡胖，或有齿痕，苔薄白润，脉沉细。

治法：健脾补肾，温阳止泻。

方药：理中汤合四神丸加减。

中成药：附桂理中丸、固本益肠片等。

（2）中药灌肠治疗：适用于直肠和左半结肠型。

灌肠方药：白头翁、黄柏、黄连、白及、地锦草、地榆、红藤、枳壳、败酱草、乌梅。

（3）其他疗法

1）针灸治疗：根据病情辨证选用。

2）耳穴：根据病情辨证选用。

2. 西医治疗

（1）活动期的治疗

1）轻度 UC

A. 氨基水杨酸制剂：① 柳氮磺胺吡啶（SASP）：疗效与 5 - ASA 制剂相似，但不良反应多见。② 5 - 氨基水杨酸（5 - ASA）制剂。

B. 激素：对氨基水杨酸制剂治疗无效者，特别是病变较广泛者。

2）中度 UC

A. 氨基水杨酸制剂：仍是主要药物。

B. 激素：足量氨基水杨酸制剂治疗 2～4 周症状控制不佳者，尤其是病变较广泛者，及时改用激素。按泼尼松 0.75～1 mg・kg・d 给药，达到症状缓解后开始逐渐缓慢减量至停药。

C. 硫嘌呤类药物：适用于激素无效或依赖的患者。① 硫唑

嘌呤(AZA)：1 mg·kg·d。② 6-巯基嘌呤(6-MP)

D. 英利昔单抗(IFX)：激素及免疫抑制剂治疗无效或激素依赖或不能耐受上述药物治疗时，可考虑IFX治疗。

3) 重度UC：病情重、发展快，应予积极治疗。

A. 一般治疗：补液、补充电解质，防治水电解质、酸碱平衡紊乱，便血多、血红蛋白过低者适当输血，病情严重者暂禁食，给予肠外营养补给，中毒症状明显者静脉滴注广谱抗生素。

B. 静脉使用激素：治疗首选。甲泼尼龙每日40～60 mg或每日氢化可的松300～400 mg。

C. 转换治疗：静脉使用足量激素治疗5天仍然无效，需要转换治疗。① 药物：环孢素(CsA)2～4 mg·kg·d，症状缓解后改为口服继续使用一段时间(一般不超过6个月)，逐渐过渡到硫嘌呤类药物维持治疗。4～7天治疗无效者及时转入手术治疗。② 立即手术治疗。

(2) 缓解期的维持治疗：除轻度复发病例、很少复发且复发时为轻度而易于控制者外，均应接受维持治疗。

1) 氨基水杨酸制剂：原诱导缓解剂量的全量或半量，如用柳氮磺胺吡啶(SASP)维持，剂量一般为每日2～3 g，并应补充叶酸；远端结肠炎以局部用药为主。

2) 硫嘌呤类药物：用于激素依赖者、氨基水杨酸制剂不耐受者，剂量与诱导缓解时相同。

3) IFX：以IFX诱导缓解后继续IFX维持。

# 缺血性结肠炎

**【定义】**

缺血性结肠炎(ischemic colitis)是由各种因素导致某一段结肠血液供应不足或缺如所引起的肠道缺血性损害。

本病属于中医学“便血”的范畴。

**【诊断要点】**

1. 临床表现　最常见是腹痛，突然发生，位于脐周及下腹部，阵发性绞痛，程度不同。持续数小时或数天，多于24小时内出现腹胀、腹泻、便血，病程多为自限性。由于侧支循环代偿，病情可在数日内恢复。少数可发生全肠壁坏死、穿孔或持续性结肠失血。

2. 体征　体格检查时在左侧腹部有压痛和腹膜刺激征。初期肠鸣音活跃，晚期肠鸣音减弱。直肠指检时指套有血迹。

3. 辅助检查

(1) 实验室检查：粪隐血阳性，可有白细胞升高，血液浓缩，约半数患者血清淀粉酶轻度升高，肠坏死者可有血性腹水。

(2) 结肠钡灌检查：在急性期因有浆膜下水肿或出血而形成典型的指压征，但有引起肠穿孔的危险，应谨慎。晚期严重者，结肠呈管状狭窄。

(3) 结肠镜检查：急性期可见黏膜发红、水肿，出血和纵形溃疡形成；活组织病理可见黏膜上皮变性、脱落、坏死、再生、出血、水肿，渗出物为富含的蛋白质成分。慢性期黏膜可恢复正常或肠腔狭窄，见纵形溃疡形成。活组织病理见含铁血黄素沉着的巨噬细胞。

【鉴别诊断】

1. 西医鉴别诊断

(1) 抗生素相关性急性出血性结肠炎：主要鉴别是曾服用过抗生素，如对服药不清楚者，鉴别诊断相对困难。

(2) 感染性肠炎：大便培养对有效判断感染菌的性质有很大帮助。

(3) 炎症性肠病：炎症性肠病多见于青年人，病变常累及直肠，病变界限不清，病程长。而缺血性结肠炎多见于50岁以上成人及老年人，轻型患者病情变化快，多为一过性，可逆性改变，几天内复查肠镜可有显著改善。

2. 中医鉴别诊断

(1) 痢疾：痢疾初起有发热恶寒，其便血为脓血相兼，且有腹痛、里急后重、肛门灼热等。便血无里急后重及脓血便，与痢疾不同。

(2) 痔疮：痔疮属外科疾病，其大便下血特点为便时或便后出血，常伴有肛门异物感或疼痛，作直肠指检时，可见内痔或外痔。

【治疗】

1. 一般治疗　全身支持治疗，包括休息、禁食、补液、维持水电解质平衡。

2. 中医治疗

(1) 辨证论治

1) 肠道湿热

证候：便血色红，大便不畅或稀溏，或有腹痛，口苦。舌质红，苔黄腻，脉濡数。

治法：清化湿热，凉血止血。

方药：地榆散加减。

中成药：槐角丸等。

2) 气虚不摄

证候：便血色红或紫暗，食少，体倦，面色萎黄，心悸，少寐。舌质淡，脉细。

治法：益气摄血。

方药：归脾汤加减。

中成药：紫地凝血散等。

3）脾胃虚寒

证候：便血紫暗，甚则黑色，腹部隐痛，喜热饮，面色不华，神倦懒言，便溏。舌质淡，脉细。

治法：健脾温中，养血止血。

方药：黄土汤加减。

中成药：理中丸等。

（2）常用中成药：云南白药。

（3）其他疗法

1）针刺：① 肠道湿热证：选取合谷、太溪、丰隆，毫针刺，施以泻法以清热祛湿止血。② 气虚不摄证：选取脾俞、章门、足三里，毫针刺，施以补法以益气摄血。

2）艾炷灸：脾胃虚寒证选取中脘、脾俞、章门，将艾炷置入艾灸盒里，点燃后取穴治疗以健脾温中。

3. *西医治疗*　在积极控制原发病的基础上，有显著症状者应住院密切观察，通过禁食、静脉滴注补液、降低肠道氧耗、应用扩血管药物改善肠道血供，修补肠道损伤，药物可选用低分子右旋糖酐、丹参、硝酸甘油等。

合并有溃疡的患者，应用黏膜保护剂灌肠。对那些危重和欲进行手术而身体状况差的患者可行肠外营养。仍主张经验性使用广谱抗生素，同时应立即停止服用所有可能会导致肠缺血的药物。肠梗阻的患者，可以行鼻胃管减压，应禁服促动力药和泻剂以避免穿孔的发生。

# 第六章

# 肝胆胰疾病

# 肝 硬 化

**【定义】**

肝硬化(hepatic cirrhosis)是一种常见的由不同病因引起的肝脏慢性、进行性、弥漫性病变，是在干细胞广泛变性坏死基础上产生肝脏纤维组织弥漫性增生，并形成再生结节和假小叶，导致正常肝小叶结构和血管结构的破坏。

中医根据肝硬化的临床表现，代偿期肝硬化多属于中医学的"癥积"范畴；失代偿期出现腹水者则属于"臌胀"范畴。其他尚涉及"黄疸""胁痛""血证"等病证。

**【诊断要点】**

1. 临床表现

(1) 存在肝硬化相关病因：如乙型肝炎病毒(HBV)或丙型肝炎病毒(HCV)感染、血吸虫病、长期大量饮酒等病史。

(2) 肝功能损害的表现：肝病面容、消瘦、乏力、营养不良及消化道症状，如厌油、腹胀、恶心、呕吐等；出血倾向；黄疸；内分泌失调(雌激素增多、雄激素减少的表现)，如肝掌蜘蛛痣，男性性功能减退、乳房发育，女性闭经、月经减少，高血糖或低血糖，骨质疏松)

(3) 门脉高压的表现：脾大及脾亢；侧支循环开放，如食管胃底静脉曲张、腹壁静脉曲张、痔静脉扩张；腹水；胸水等。

(4) 并发症：失代偿期肝硬化常出现严重并发症，主要有上消化道出血，肝性脑病，感染，肝肾综合征，原发性肝癌，肝肺综合征，门静脉血栓形成。

2. 体征　肝脏质地坚硬有结节感，是诊断肝硬化的重要体征。肝功能不全时体征有蜘蛛痣、肝掌、乳房增大、睾丸萎缩。

3. 辅助检查

(1) 肝功能试验：人血白蛋白降低，球蛋白升高；凝血酶原时间延长也较常见。谷丙转氨酶(ALT)、谷草转氨酶(AST)和血清胆红素升高仅用于判断病情活动性。

(2) 肝纤维化指标：血清Ⅲ型胶原蛋白，Ⅳ型胶原、层粘连蛋白、透明质酸、单胺氧化酶、胶原酶、$N$-乙酰-$\beta$-氨基葡萄糖苷酶等指标异常有助于纤维化的诊断。

(3) 影像学检查：超声检查对门脉高压诊断较为准确，可提供肝脏外形、边缘、肝内回声及门脉、肝静脉内径等有关信息；CT 或 MRI 检查可发现肝脏变形、肝密度降低、肝门增宽和胆囊移位、腹水等征象；胃镜检查可发现食管胃底静脉曲张。

(4) 肝活组织检查：确诊代偿期肝硬化的唯一方法，还可以进行病因诊断。如发现假小叶，则可确诊。肝硬化按结节形态分为四种病理类型：① 小结节性肝硬化：结节较均匀，一般在 1 cm 以内；② 大结节性肝硬化：结节粗大不均，一般在 1～3 cm；③ 大小结节混合型；④ 不完全分隔性肝硬化。

**【鉴别诊断】**

1. 西医鉴别诊断

(1) 其他原因所致肝大：主要有慢性肝炎、原发性肝癌、肝脂肪浸润及一些寄生虫性或代谢性疾病等。

(2) 其他原因所致腹水：腹水患者尤应注意腹水病因的鉴别诊断。

(3) 其他原因所致上消化道大出血：尤其是消化性溃疡、糜烂出血性胃炎。应注意的是，肝硬化患者常合并存在的消化性溃疡。

2. 中医鉴别诊断

(1) 萎黄：多因大失血或大病之后，气血亏虚，肌肤失养而致身面皮肤呈萎黄色的病症。《临证要诀 · 五瘟证治》云："诸失血后，多令面黄……但黄不及耳目。"与黄疸自身之面、目、尿俱黄，尤其目黄不同。

(2) 水肿：指体内水液储留，泛滥肌肤，引起头面、眼睑、身躯、四肢甚至全身浮肿，甚则出现胸水、腹水。一般先面与足部水肿，后有腹水。而臌胀以腹部大如鼓为特征，先有腹水，后四肢水肿。

**【治疗】**

1. 一般治疗　休息和营养支持治疗是肝硬化治疗的基础。保证合理营养，摄入足够的热量，以碳水化合物为主，可摄入适量脂肪。摄入足够蛋白质，多食用富含维生素和微量元素，限制饮食中的水和钠。饮食应细软可口易消化，避免坚硬、粗糙食物，尤其当合并胃底静脉曲张时。严禁饮酒。

2. 中医治疗

(1) 辨证论治

1) 湿热内蕴

证候：目黄，面色晦暗，口干口苦或口臭，身黄尿黄，肢体困重。舌边尖红，苔黄腻，脉弦滑或滑数。

治法：清热利湿，益气通瘀。

方药：茵陈蒿汤合中消分满丸加减。

中成药：黄疸茵陈冲剂、垂盆草冲剂、甘露消毒丸(《温病经纬》)、垂盆草清膏、矮地茶清膏等。

2) 瘀热蕴结

证候：烦躁易怒，口臭，红丝赤缕，男性乳房发育，齿衄，鼻衄，腹壁脉络怒张，便秘。舌质暗红或绛红有瘀斑，脉数。

治法：活血化瘀，清热解毒。

方药：血府逐瘀汤或大黄蛰虫丸加减。

中成药：血府逐瘀口服液、大黄䗪虫丸、安络化纤丸、扶正化瘀胶囊(片)、复方鳖甲软肝片等。

3) 肝郁脾虚

证候：面色萎黄，性情抑郁，便溏，胁肋胀痛。舌淡红，苔薄白或薄黄，脉弦。

治法：疏肝解郁，益气健脾。

方药：四君子汤合逍遥散加减。

中成药：逍遥丸、四君子丸、强肝胶囊、复方鳖甲软肝片等。

4）肝肾阴虚

证候：腰膝酸软，失眠多梦，视物模糊，两目干涩，五心烦热，耳鸣口干，性欲减退，大便干结。舌红少苔，脉细或细数。

治法：滋肾养肝，清热化瘀。

方药：一贯煎合猪苓汤加减。

中成药：二至丸（《证治准绳》），麦味地黄丸（《医方集解》）、扶正化瘀片（胶囊）、和络舒肝胶囊、安络化纤丸等。

5）脾肾阳虚

证候：畏寒肢冷，下肢浮肿，自汗，腹胀便溏。舌质淡边有齿痕，苔薄白，脉沉细或迟。

治法：温肾健脾，利湿化瘀。

方药：附子理中丸合五苓散加减。

中成药：济生肾气丸（《济生方》）、强肝胶囊等。

（2）常用中成药：临床可辨证灵活选用，具有抗纤维化作用的中成药。

1）扶正化瘀胶囊：丹参、虫草菌粉、桃仁、松花粉、绞股蓝、五味子。活血祛瘀，益精养肝。适用于乙型肝炎肝纤维化属瘀血阻络，肝肾不足证。

2）复方鳖甲软肝片：鳖甲、莪术、赤芍、当归、三七、党参、黄芪、紫河车、冬虫夏草、板蓝根、连翘。软坚散结，化瘀解毒，益气养血。适用于气滞血瘀证。

3）安络化纤丸：地黄、三七、水蛭、僵蚕、地龙、白术、郁金、牛黄、瓦楞子、牡丹皮、大黄、生麦芽、鸡内金、水牛角浓缩粉。健脾养肝，凉血活血，软坚散结。适用于肝脾两虚，瘀热互结证。

4）和络舒肝胶囊：香附（制）、莪术、三棱、柴胡、白芍、当归、制何首乌等 27 味。疏肝理气，清化湿热，活血化瘀，滋养肝肾。适用于气滞血瘀证或肝肾阴虚证。

5）强肝胶囊：白芍、板蓝根、丹参、当归、党参、地黄、甘草、黄精、黄芪、秦艽、山药、山楂、神曲、茵陈、郁金、泽泻。清热利湿、补脾养血、益气解郁。适用于脾虚湿滞证。

6）大黄蛰虫丸：熟大黄、土鳖虫、水蛭、虻虫、蛴螬、干漆、桃仁、炒苦杏仁、黄芩、地黄、白芍、甘草。活血破瘀，通经消癥。适用于瘀血内停证。

（3）其他疗法

1）中药灌肠：辨证应用中药灌肠对肝硬化尤其伴腹水者有一定疗效。中药灌肠既可采用通利泻水药物，也可应用健脾通里，化湿解毒法。中药灌肠可选用大黄、芒硝、附片、厚朴、桃仁、牡蛎、泽泻、乌梅等。

2）中药敷脐治疗：脐中为神阙穴所在，冲脉循行之地，元气归藏之根。暖神阙可温下元消寒积，行气利水，散结通滞。利用中药敷脐疗法辅助治疗肝硬化伴腹水者，用药量少且吸收快。敷脐中药可选用甘遂、炒牵牛子、沉香、木香、肉桂、附子等研末以醋（黄酒）调，加冰片外敷于神阙穴，4～6 小时后取下，每日 1 次。贴敷后也可用红外线照射神阙穴，2 小时后取下。

3）肝病治疗仪（生物信息红外肝病治疗仪）：生物信息红外肝病治疗仪能有效改善肝脏微循环，增加肝组织修复和再生能力，有利于腹水的吸收和消退。治疗时间为每次 30 分钟，每日 1～2 次。

4）药浴（熏蒸床全身浴）：通过熏蒸透皮吸收给药，使蒸汽中有效的药离子渗透皮肤，使局部血管扩张，促进血液和淋巴液的循环，可起到活血化瘀、利水消肿的作用。常用羌活、麻黄、苍术、忍冬藤、当归、益母草、丹参、绞股蓝、牛膝、川芎等。每次熏蒸 30 分钟，每日 1 次。

5）耳穴疗法：常用腹胀区、肝、脾、肾、角窝中、交感、内分泌、三焦、胆等穴。一般采用常规消毒后用胶布将王不留行籽固定于耳穴上，每日按 5～7 遍，每次每穴按压 15～20 次。每次贴压单侧耳穴，3 天 1 次，两侧交替使用。换贴 10 次为 1 个疗程。

3. 西医治疗

(1) 病因治疗：包括乙型或丙型病毒性肝炎的抗病毒治疗、自身免疫性肝病的免疫抑制治疗、酒精性肝硬化患者的严格禁酒。

(2) 对症治疗

1) 腹水治疗：消除诱因，限制水、钠摄入；应用利尿剂增加水钠排出，可采用螺内酯单用或联合应用呋塞米；提高血浆胶体渗透压，每周定期输注白蛋白可促进腹水消退；难治性腹水患者尽快接受肝移植手术。

2) 食管胃底静脉曲张的治疗

A. 急性出血期：卧床休息，禁食、禁水，密切监测生命体征、出血量及尿量。使用有效血容量维持在较低水平，避免容量负荷增加后门脉压力的升高，必要时使用血管活性药物。一旦怀疑静脉曲张出血，立即给予药物[生长抑素及其类似物和(或)血管加压素]治疗，并维持 3～5 天。另外还有内镜治疗、介入治疗、三腔二囊管治疗、手术治疗。

B. 预防性治疗：药物治疗和(或)内镜治疗。一般常用普萘洛尔口服。联用非选择性 β 受体阻滞剂和内镜套扎治疗是预防胃底静脉曲张出血的最佳选择。

3) 肝性脑病的治疗：主要目的是消除诱因，减少肠道来源的毒素，降低血氨。

4) 自发性细菌性腹膜炎(SBP)的治疗：一旦诊断 SBP 应立即开始经验性抗生素治疗。首选药物为第三代头孢菌素，亦可用阿莫西林/克拉维酸钾、喹诺酮类抗生素。

5) 外科治疗：主要包括针对脾功能亢进的脾切除手术、针对门脉高压的门体分流术或断流术及肝移植术。

# 急性病毒性肝炎

【定义】

急性病毒性肝炎(acute viral hepatitis)是由多种肝炎病毒引起的急性肝脏炎症,主要通过粪口途径传播,也可通过血液和体液传播。从病原学上分为甲、乙、丙、丁、戊 5 个型。

本病属于中医学“胁痛”“黄疸”的范畴。

【诊断要点】

1. 临床表现　持续几天以上无其他原因可解释的乏力、食欲减退、恶心等症状,病初可伴有发热。一般有明确的肝炎患者密切接触史,或注射史、血制品应用史、不洁饮食史。根据黄疸的发生与否,可分为急性黄疸型肝炎和急性无黄疸型肝炎。临床经过常有自限性,绝大多数患者可在数周内恢复正常。

2. 体征　肝大,肝区压痛、叩击痛,部分患者可有轻度脾肿大。

3. 辅助检查

(1) 实验室检查:血清 ALT、AST 活性升高和(或)血清胆红素＞17.1 μmol/L,或尿胆红素阳性。

(2) 病原学检查

1) 甲型肝炎:血清抗 HAV IgM 阳性。

2) 乙型肝炎:血清 HBsAg 滴度由高到低,HBsAg 消失后抗 HBs 阳转。急性期血清抗 HBc IgM 滴度高,抗 HBc IgG 阴性或低水平。

3) 急性丙型肝炎:急性肝炎患者血清抗 HCV 阳性,或血清和

(或)肝内 HCV RNA 阳性,但无其他肝炎病毒急性感染标志者。

4) 急性丁型肝炎:急性肝炎患者除急性 HBV 感染标志阳性外,血清抗 HDV IgM 阳性,抗 HDV IgG 低滴度阳性;或血清和肝内 HDV RNA 及 HDV Ag 阳性。

5) 急性戊型肝炎:血清抗 HEV 阳性或滴度由低到高,或抗 HEV IgM 阳性(作参考)。

(3) 组织病理学检查:急性病毒性肝炎为全小叶型病变,主要表现为肝细胞肿胀、水样变性及气球样变,夹杂以嗜酸性变、凋亡小体形成及散在的点灶状坏死;枯否细胞增生,汇管区呈轻至中度炎症反应,肝内无明显纤维化。

**【鉴别诊断】**

1. 西医鉴别诊断　主要与其他病毒性肝损害及相关肝病鉴别。

(1) 传染性单核细胞增多症:传染性单核细胞增多症伴有黄疸症状占5%～7%。黄疸为轻度,与急性黄疸型病毒性肝炎有许多相同点,如发热,肝脾大、食欲减退、肝功能检查不正常、血内出现异常淋巴细胞。不同点为传染性单核细胞增多症通常为流行性,咽炎较明显,常有明显的淋巴结重大,胃肠道症状较轻,且有嗜异性凝集反应效价升高和白细胞基数增大,有大量的异型淋巴细胞。

(2) 急性病毒性肝炎出现黄疸者,要与溶血性黄疸、肝外阻塞性黄疸等相鉴别,后两者都有诱发因素。

2. 中医鉴别诊断

(1) 胁痛与胃脘痛:胃脘痛部位在上腹中部胃脘处,兼有恶心嗳气,吞酸嘈杂等胃失和降的症状,而胁痛部位在上腹两侧胁肋部,常伴恶心,口苦等肝胆病症状。

(2) 阴黄与阳黄:① 阳黄证:临床表现为尿黄,身目俱黄,色泽鲜明,恶心,厌油,纳呆,口干苦,头身困重,胸脘痞满,小便黄赤,苔黄腻,脉弦滑数。② 阴黄证:临床表现为身目发黄,色泽晦暗,畏寒喜暖，形寒肢冷，大便溏薄，舌淡胖，苔白滑，脉沉缓无力。

**【治疗】**

1. 一般治疗

(1) 休息：急性肝炎早期，应住院或就地隔离治疗，并卧床休息；恢复期逐渐增加活动，但要避免过劳。

(2) 营养：以清淡易消化饮食为主。绝对禁酒，不引用含有酒精的饮料、食品及药物。

2. 中医治疗

(1) 辨证论治

急性无黄疸型肝炎

1）湿阻脾胃

证候：脘闷不饥，肢体困重，倦怠嗜卧，或见浮肿，口中黏腻，大便溏薄。苔腻，脉濡缓。

治法：清热利湿，健脾和胃。

方药：茵陈五苓散加减。

中成药：垂盆草冲剂、茵栀黄注射液等。

2）肝郁气滞

证候：胁肋胀痛，胸闷不舒，善太息，精神抑郁，不欲饮食，或口苦喜呕，头晕目眩，脉弦，苔白滑；妇女月经不调，痛经或经期乳房胀痛。

治法：疏肝行气，健脾和中。

方药：柴胡疏肝散加减。

中成药：逍遥散等。

急性黄疸型肝炎

1）阳黄

证候：尿黄、身目俱黄，色泽鲜明，恶心，厌油，纳呆，口干苦，头身困重，胸脘痞满，小便黄赤。苔黄腻，脉弦滑数。

治法：清热解毒，利湿退黄。

方药：茵陈蒿汤或茵陈五苓散等加减。

中成药：清开灵注射液、苦参注射液等。

2）阴黄

证候：身目发黄，色泽晦暗，畏寒喜暖，形寒肢冷，大便溏薄。舌淡胖，苔白滑，脉沉缓无力。

治法：健脾和胃，温化寒湿。

方药：茵陈术附汤加减。

中成药：茵陈黄疸冲剂、水飞蓟宾（益肝灵）等。

（2）其他疗法：针灸可改善症状及肝功能，提高机体免疫功能，有助于疾病康复，取足三里、三阴交、至阴、肝俞等穴。

3. 西医治疗　急性病毒性肝炎多能自愈，除急性丙型肝炎应早期抗病毒治疗外，其他各型均采取支持及对症治疗，可静脉滴注10%葡萄糖、维生素C等。患戊型肝炎的孕妇应防止重症肝炎的发生。

急性丙型肝炎，如检测到HCV RNA阳性，立即开始抗病毒治疗。目前尚无统一方案，建议给予普通IFNα 3MU，隔日1次，肌内或皮下注射，疗程为24周，应同时服用利巴韦林，每日800～1 000 mg。

# 慢性病毒性肝炎

**【定义】**

慢性病毒性肝炎(chronic viral hepatitis)是由肝炎病毒引起的,病程至少持续 6 个月以上的肝脏坏死和炎症。

本病属于中医学“胁痛”“黄疸”“虚劳”的范畴。

**【诊断要点】**

1. 临床表现　按疾病严重程度可分为轻、中、重度。

(1) 轻度慢性肝炎:多由急性肝炎迁延所致,临床表现多样,反复迁延日久,也有完全无症状者。主要症状有纳差,恶心厌油,腹胀便溏,肝区胀痛或隐痛,女性月经不调,情绪易波动,乳房作胀或肿块。

(2) 中度慢性肝炎:急性肝炎持续不愈、反复发作而成。主要症状有神疲乏力,纳差,腹胀便秘,恶心厌油,肝区胀痛,或刺痛,或隐痛,反复黄疸,女子月经紊乱,男子性功能减退。

(3) 重度慢性肝炎:病情进一步加重,症状明显且持续不减。主要症状有精神萎靡,纳呆腹胀,便溏,肝区刺痛,反复黄疸,或有出血倾向如鼻衄、齿衄、皮肤紫癜,或腹水,或上消化道出血。

2. 体征

(1) 轻度慢性肝炎:肝脏轻度肿大,质地尚软,表面光滑,边缘有触痛或压痛,肝区有叩击痛。部分病例无任何体征。

(2) 中度慢性肝炎:肝脏肿大,质地中等,有明显压痛、叩击痛,或脾脏肿大。

(3) 重度慢性肝炎:肝病面容,皮肤黄褐或黝黑,唇色暗紫,蜘蛛痣，肝掌，颜面毛细血管扩张。肝脏肿大，质地中等以上，脾脏进行性肿大。

3. 辅助检查

(1) 实验室检查：ALT 和(或)AST 反复或持续升高。除前述条件外，凡白蛋白≤32 g/L，Tbil＞5 倍正常值上限，凝血酶原活动度为 40%～60%，胆碱酯酶＜2 500 u/L，4 项检测中有 1 项达到上述程度者即可诊断为重度慢性病毒性肝炎。

(2) B 超检查：① 轻度：B 超检查肝脾无明显异常者。② 中度：B 超检查可见肝内管道(主要指肝静脉)走行多清晰，门静脉和脾静脉内径无增宽。③ 重度：B 超检查可见肝内回声明显增粗，分布不均匀；肝脏表面欠光滑，边缘变钝；肝内管道走行欠清晰或轻度狭窄、扭曲；门静脉和脾静脉内径增宽；脾脏肿大；胆囊有时可见“双层征”。

(3) 病原学检测：① 慢性乙型肝炎：血清 HBsAg 阳性，血清 HBV DNA 阳性，血清抗 HBc IgM 阳性，肝内 HBcAg 和(或) HBsAg 阳性，或 HBV - DNA 阳性。② 慢性丙型肝炎：血清抗 HCV 阳性，或血清和(或)肝内 HCV RNA 阳性。③ 慢性丁型肝炎：血清抗 HDV IgG 持续高滴度；HDV RNA 持续阳性，肝内 HDV RNA 和(或)HDVAg 阳性。④ 重叠感染：在已有一种肝炎病毒感染的慢性肝炎基础上，又感染另一型肝炎病毒[HAV 和(或)HEV 除外]。

(4) 组织病理学诊断

1) 基本病变：小叶内除有不同程度肝细胞变性和坏死外，汇管区及汇管区周围炎症较明显，常伴有不同程度的纤维化，主要病变为炎症坏死及纤维化。

2) 慢性肝炎病变的分级、分期：将炎症活动度及纤维化程度分为 1～4 级(G)和 1～4 期(S)。炎症活动度按汇管区、汇管区周围炎症及小叶内炎症程度定级，当两者不一致时，总的炎症活动度以较高者为准。

3）慢性肝炎的程度划分：慢性肝炎按活动度(G)可分为轻、中、重度，并表明分期(S)。

轻度慢性肝炎：G1－2，S0－2。肝细胞变性，点灶状坏死或凋亡小体；汇管区有(无)炎症细胞浸润、扩大，有(或)无局限性碎屑坏死；小叶结构完整。

中度慢性肝炎：G3，S1－3。汇管区炎症明显，伴中度碎屑坏死；小叶内炎症严重，融合坏死或少数桥接坏死；纤维间隔形成，小叶结构大部分保存。

重度慢性肝炎：G4，S2－4。汇管区炎症严重或半重度碎屑坏死；桥接坏死累及多数小叶；大量纤维间隔，小叶结构紊乱，或形成早期肝硬化。

**【鉴别诊断】**

1. 西医鉴别诊断

(1) 慢性病毒性肝炎出现黄疸者，要与溶血性黄疸、肝外阻塞性黄疸等相鉴别，后两者都有诱发因素。

(2) 需要与其他原因引起的肝炎，如中毒性肝炎、药物性肝炎、酒精性肝炎、自身免疫性肝炎和脂肪肝等鉴别。病原学检测有助于鉴别。

2. 中医鉴别诊断

(1) 胁痛与胃脘痛：胃脘痛部位在上腹中部胃脘处，兼有恶心嗳气，吞酸嘈杂等胃失和降的症状，而胁痛部位在上腹两侧胁肋部，常伴恶心，口苦等肝胆病症状。

(2) 胁痛与心痛：心痛多发生于老年，其痛在胸部或左前胸，疼痛性质多为刺痛、绞痛，有时剧痛，且痛引肩背及手少阴循行部位，痛势较急，常伴有心悸，短气，汗出，脉结代等症状。胁痛部位在上腹两侧胁肋部，常伴恶心，口苦等肝胆病症状。

(3) 黄疸需鉴别阴黄还是阳黄：① 阳黄证：临床表现为尿黄，身目俱黄，色泽鲜明，恶心，厌油，纳呆，口干苦，头身困重，胸脘痞满，小便黄赤，苔黄腻，脉弦滑数。② 阴黄证：临床表现为身目发黄，色泽晦暗，畏寒喜暖，形寒肢冷，大便溏薄，舌质淡、舌体胖，苔白滑，脉沉缓无力。

(4) 黄疸与萎黄：黄疸的发病与感受外邪，饮食劳倦，或病后有关，其病机为湿滞脾胃、胆汁外溢。其主症为目黄，身黄，小便黄。萎黄之病因与饥饱劳倦，病后失血有关，其病机为脾胃虚弱、气血不足、肌肤失养。其特征是双目不黄，常伴有眩晕、气短、心悸等症。

**【治疗】**

1. 一般治疗

(1) 休息：慢性肝炎活动期应适当休息，病情好转后应注意动静结合，不宜过劳。病情转重者应卧床休息，住院治疗。

(2) 营养：慢性肝炎活动期宜进食高蛋白、低脂肪、高维生素类食物，糖类摄取适量，不可过多，以免发生脂肪肝。慢性肝炎恢复期避免过食。绝对禁酒，不饮含有乙醇(酒精)的饮料、营养品及药物。

2. 中医治疗

(1) 辨证论治

1) 肝胆湿热

主症：胁胀脘闷，恶心厌油，纳呆，身目发黄而色泽鲜明，尿黄，口黏口苦，大便黏滞秽臭或先干后溏，口渴欲饮或饮而不多，肢体困重，倦怠乏力。舌苔黄腻，脉弦数或弦滑数。

治法：清利湿热，凉血解毒。

方药：茵陈蒿汤加凉血解毒药。

中成药：垂盆草冲剂、水飞蓟宾、茵栀黄注射液等。

2) 肝郁脾虚

主症：胁肋胀满疼痛，胸闷太息，精神抑郁或烦躁，纳食减少，口淡乏味，脘痞腹胀，午后为甚，少气懒言，四肢倦怠，面色萎黄，大便溏薄或完谷不化。舌淡有齿痕，苔白，脉沉弦。

治法：疏肝解郁，健脾和中。

方药：逍遥散或柴芍六君子汤加减。

中成药：逍遥散、健脾煎膏等。

3）肝肾阴虚

主症：右胁隐痛，腰酸膝软，四肢拘急，筋惕肉瞤，头晕目眩，耳如蝉鸣，两目干涩，口燥咽干，失眠多梦，潮热或五心烦热，形体消瘦，面色黧黑，毛发不荣，牙龈出血，男子遗精，女子经少经闭。舌体瘦，舌质红，少津，或有裂纹，花剥苔或少苔，脉细数无力。

治法：养血柔肝，滋阴补肾。

方药：一贯煎或滋水清肝饮加减。

中成药：柔肝煎膏等。

4）脾肾阳虚

主症：畏寒喜暖，四肢不温，精神疲惫，面色不华或萎黄，少腹腰膝冷痛，食少脘痞，腹胀便溏，或晨泻，完谷不化，甚则滑泄失禁，小便不利或余沥不尽或尿频失禁，下肢或全身浮肿，甚则水臌，阴囊湿冷或阳痿。舌质淡胖，有齿痕，苔白或腻或滑，脉沉细弱或沉迟。

治法：健脾益气，温肾扶阳。

方药：附子理中汤合五苓散，或四君子汤合金匮肾气丸加减。

中成药：健脾煎膏、肝平胶囊等。

5）瘀血阻络

主症：面色晦暗，或见赤缕红丝，两胁刺痛，肝脾肿大，质地较硬，蜘蛛痣，肝掌，女子行经腹痛，经水色暗有块。舌质暗紫或有瘀斑，脉沉细涩。

治法：活血化瘀，散结通络。

方药：血府逐瘀汤或膈下逐瘀汤，或鳖甲煎丸加减。

中成药：复方丹参注射液、扶正化瘀胶囊等。

（2）其他疗法

1）体针：取合谷、外关、足三里、三阴交、阳陵泉、中脘等穴，用提插补泻法，先泻后补，每次取穴 3～4 个，留针 30 分钟，隔 10 分钟提插捻转1次,每日1次,2周为1个疗程。能提高机体免疫状态,改善肝功能。

2) 耳针:取肝、胆、脾、胃4穴,纳差者配胰腺、胆,胁痛者配神门、皮质下,ALT升高者加肝阳、肝炎。针双侧穴,每次选4~6穴,中等刺激,每日1次。

3) 梅花针:刺激脊椎两侧(轻刺)、第4~10胸椎(中刺加横刺)、上腹部肝胆区(中刺,成三角状后密刺肝区)。用于治疗慢性肝炎肝功能异常伴有肝区疼痛、腹胀、纳呆者。

4) 耳穴按压:取神门、肝、胆、脾等穴。腹胀者加大肠、三焦、皮质下;乏力者加神阙;胁痛者加交感、胃。用王不留行籽贴压,两耳交替,每周2~3次,5次为1个疗程。

3. 西医治疗　根据患者的具体情况,采取抗病毒、调节免疫、改善肝功能、抗纤维化及心理治疗等治疗措施。其中抗病毒治疗是关键。

(1) 抗病毒治疗:慢性病毒性肝炎需要抗病毒治疗。① 干扰素:重组DNA白细胞干扰素(IFN-α)可抑制HBV的复制。隔天肌内注射,连续6个月,仅有30%~50%患者获得较持久的效果。丙型肝炎的首选药物为干扰素,可与利巴韦林联合应用。② 拉米夫定:是一种合成的二脱氧胞嘧啶核苷类药物,具有抗HBV的作用。口服拉米夫定,血清HBV DNA水平可明显下降,服药12周HBV DNA转阴率达90%以上。长期用药可降低ALT,改善肝脏炎症,但HBeAg阴转率仅16%~18%,治疗6个月以上,可发生HBV的变异,但仍可继续服用本药,副反应轻可继续服用1~4年。③ 泛阿德福韦酯:10 mg,每日1次,口服。疗程可参照"拉米夫定"。④ 恩替卡韦:0.5 mg(对拉米夫定耐药患者为1 mg),每日1次,口服。疗程可参照"拉米夫定"。

(2) 免疫调节治疗:① 胸腺肽a1:有双向免疫调节作用,可重建原发性、继发性免疫缺陷患者的免疫功能,不良反应小,使用安全,对于有抗病毒适应证,但不耐受或不愿接受干扰素和核苷类似物治疗的患者，有条件可用胸腺肽 a1 1.6 mg，每周 2 次，皮下注射，疗程为 6 个月。② 胸腺素：参与机体的细胞发生免疫反应，诱导 T 淋巴细胞的分化成熟，放大 T 细胞对抗原的反应，调节 T 细胞各亚群的平衡。③ 免疫核糖核酸：在体内能诱生干扰素而增强机体免疫功能。

(3) 抗炎保肝治疗：抗炎保肝治疗只是综合治疗的一部分，并不能取代抗病毒治疗。对于 ALT 明显升高或肝组织学明显炎症坏死者，在抗病毒治疗的基础上可适当选用抗炎保肝药物。不宜同时使用多种抗炎保肝药物，以免加重肝脏负担及因药物之间相互作用而引起不良反应。

常用抗炎保肝药有：① 还原型谷胱甘肽：每日 600～1 200 mg静脉滴注，疗程 1～2 个月，通过解毒和抗氧化反应而保护肝细胞膜代谢，改善肝功能。② 水飞蓟宾：有保护和稳定肝细胞膜作用。③ 甘草酸二铵：具有较强的抗炎，保护细胞膜及改善肝功能的作用，适用于伴有 ALT 升高的慢性迁延性肝炎及慢性活动性肝炎。④ 腺苷蛋氨酸：补充外源性的腺苷蛋氨酸有促进黄疸消退和肝功能恢复的作用。⑤ 多种维生素：维生素 B 族、维生素 C、维生素 E、维生素 K 等。

(4) 抗纤维化治疗：经 IFNα 或核苷类似物抗病毒治疗后，肝组织病理学可见纤维化甚至肝硬化有所减轻，因此，抗病毒治疗是抗纤维化治疗的基础。

# 原发性肝癌

**【定义】**

原发性肝癌（primary carcinoma of liver），简称肝癌，是我国常见的恶性肿瘤之一，原发性肝癌死亡率高，其死亡率居恶性肿瘤的第二位。原发性肝癌是指肝细胞或肝内胆管细胞发生的癌肿。主要症状特征为肝区疼痛、乏力消瘦、食欲减退、肝脏肿大；后期可出现黄疸、腹水、恶病质、出血、昏迷、全身衰竭等。

本病属于中医学“肝积”“胁痛”“疤积”“臌胀”“黄疸”等范畴。

**【诊断要点】**

1. 临床表现　本病起病隐匿，早期缺乏典型症状。临床症状明显者，病情大多已进入中、晚期。本病常在肝硬化的基础上发生，或者以转移病灶症状为首发表现，此时临床容易漏诊或误诊，应予注意。中、晚期临床表现如下：

(1) 肝区疼痛：是肝癌最常见的症状，半数以上患者有肝区疼痛，多呈持续性胀痛或钝痛，是因癌肿生长过快、肝包膜被牵拉所致。如病变侵犯膈，疼痛可牵涉右肩或右背部；如癌肿生长缓慢，则可完全无痛或仅有轻微钝痛。当肝表面的癌结节破裂，可突然引起剧烈腹痛，从肝区开始迅速延至全腹，产生急腹症的表现，如出血量大时可导致休克。

(2) 肝大：肝脏呈进行性增大，质地坚硬，表面凸凹不平，常有大小不等的结节，边缘钝而不整齐，常有不同程度的压痛。肝癌突出于右肋弓下或剑突下时，上腹可呈现局部隆起或饱满；如癌肿位于膈面，则主要表现为膈肌抬高而肝下缘不下移。

(3) 黄疸：一般出现在肝癌晚期，多为阻塞性黄疸，少数为肝细胞性黄疸。前者常因癌肿压迫或侵犯胆管或肝门转移性淋巴结肿大而压迫胆管造成阻塞所致；后者可由于癌组织肝内广泛浸润或合并肝硬化、慢性肝炎引起。

(4) 肝硬化征象：在失代偿期肝硬化基础上发病者有基础疾病的临床表现。原有腹水者可表现为腹水迅速增加且具难治性，腹水一般为漏出液。血性腹水多因肝癌侵犯肝包膜或向腹腔内破溃引起，少数因腹膜转移癌所致。

(5) 全身性表现：呈进行性消瘦、发热、纳差、乏力、营养不良和恶病质等。如转移至肺、骨、脑、淋巴结、胸腔等处，可产生相应的症状。

(6) 伴癌综合征：系指肝癌患者由于癌肿本身代谢异常或癌组织对机体影响而引起内分泌或代谢异常的一组症候群。主要表现为自发性低血糖症、红细胞增多症；其他罕见的有高钙血症、高脂血症、类癌综合征等。

2. 并发症

(1) 肝性脑病：通常是肝癌终末期的最严重并发症，约 1/3 的患者因此死亡。一旦出现肝性脑病均预后不良。

(2) 上消化道出血：上消化道出血约占肝癌死亡原因 15%，出血与以下因素有关：① 因肝硬化或门静脉、肝静脉癌栓而发生门静脉高压，导致食管胃底静脉曲张破裂出血。② 晚期肝癌患者可因胃肠道黏膜糜烂合并凝血功能障碍而有广泛出血。大量出血可加重肝功能损害，诱发肝性脑病。

(3) 肝癌结节破裂出血：约 10%的肝癌患者可能发生肝癌结节破裂出血。癌结节破裂可局限于肝包膜下，产生局部疼痛；如包膜下出血快速增多则形成压痛性血肿；也可破入腹腔引起急性腹痛、腹膜刺激征和血性腹水，大量出血可致休克。

(4) 继发感染：患者因长期消耗或手术等，抵抗力减弱，容易并发肺炎、自发性腹膜炎、肠道感染和真菌感染等。

3. 辅助检查

(1) 肝癌标记物检测

1) 甲胎蛋白(alpha fetoprotein，AFP)：是诊断肝细胞癌特异性的标志物阳性率约为70%。现已广泛用于肝癌的普查、诊断、判断治疗效果及预测复发。在排除妊娠和生殖腺胚胎瘤的基础上，AFP＞400ng/mL为诊断肝癌的条件之一。对AFP逐渐升高不降或＞200 μg/L，持续8周，应结合影像学及肝功能变化作综合分析或动态观察。

2) 其他肝癌标志物：血清岩藻糖苷酶(AFU)、γ-谷氨酰转移酶同工酶Ⅱ($GGT_2$)、异常凝血酶原(APT)，$a_1$-抗胰蛋白酶(AAT)、碱性磷酸酶同工酶(ALP-Ⅰ)等有助于AFP阴性肝癌的诊断和鉴别诊断。

(2) 影像学检查

1) 超声(US)是目前肝癌筛查的首选方法，具有方便易行、价格低廉及无创等优点，能检出肝内直径大于1 cm的占位性病变。利用多普勒效应或超声造影剂，了解病灶的血供状态，判断占位性病变的良恶性，并有助于引导肝穿刺活检。

2) 增强CT/MRI检查可以更客观及更敏感地显示肝癌，1 cm左右肝癌的检出率可大于80%，是诊断及确定治疗策略的重要手段。MRI为非放射性检查，可以在短期重复进行。CT检查显示多为低密度占位，部分有晕圈征，大肝癌常有中央坏死；增强扫描时动脉期病灶的密度高于周围肝组织，但随即快速下降，低于周围正常肝组织，并持续数分钟，呈“快进快出”表现。

3) 选择性肝动脉造影当增强CT/MRI检查对疑为肝癌的小病灶难以确诊时，选择性肝动脉造影是肝癌诊断的重要补充手段。对直径1～2 cm的小肝癌，肝动脉造影可以更精确地作出诊断，正确率大于90%。

(3) 肝穿刺活检：US或CT引导下细针穿刺行组织学检查是确诊肝癌的最可靠方法，但属创伤性检查，且偶有出血或针道转移的风险,上述非侵入性检查未能确诊者可视情况考虑应用。

【诊断】

满足下列三项中的任一项,即可诊断肝癌,这是国际上广泛使用的肝癌诊断标准。

(1) 具有两种典型影像学(US、增强 CT、MRI 或选择性肝动脉造影)表现,病灶大于 2 cm。

(2) 一项典型的影像学表现,病灶大于 2 cm,AFP 大于 400 ng/mL。

(3) 肝脏活检阳性:有典型临床症状的患者,往往已晚期,为争取对肝癌的早诊早治,应对高危人群(各种原因所致的慢性肝炎、肝硬化以及大于 35 岁的 HBV 或 HCV 感染者)每 6～12 个月进行 US 和 AFP 检测,如有阳性改变,应进一步检查。由于我国肝癌发病率较高,加强肝癌的早期诊断水平,对于提高人群的健康水平,降低医疗费用具有十分重要的意义。

【鉴别诊断】

1. 西医鉴别诊断

(1) 继发性肝癌:原发于呼吸道、胃肠道、泌尿生殖道、乳房等处的癌灶常转移至肝,呈多发性结节,临床以原发癌表现为主,血清甲胎蛋白(AFP)检测一般为阴性。

(2) 肝硬化结节:增强 CT/MRI 检查可见病灶动脉期强化,呈"快进快出",诊断肝癌;若无强化,则考虑为肝硬化结节。AFP 大于400 ng/mL有助于肝癌诊断。

(3) 活动性病毒性肝炎:病毒性肝炎活动时血清 AFP 往往呈短期低浓度升高,应定期多次随访测定血清 AFP 和 ALT,或联合检测其他肝癌标志物并进行分析,如:① AFP 和 ALT 动态曲线平行或同步升高,或 ALT 持续增高至正常的数倍,则肝炎的可能性大。② 两者曲线分离,AFP 持续升高,往往超过 400 ng/mL,而 ALT 不升高,呈曲线分离现象,则多考虑肝癌。

(4) 肝脓肿:临床表现为发热,肝区疼痛、压痛明显,白细胞计数和中性粒细胞升高。US检查可发现脓肿的液性暗区。必要时在超声引导下做诊断性穿刺或药物试验性治疗以明确诊断。

2. 中医鉴别诊断

(1) 黄疸：黄疸以目黄、身黄、小便黄为主症，主要病机为湿浊阻滞，胆液不循常道外溢而发黄，起病有急缓，病程有长短，黄疸色泽有明暗，以利湿、解毒为治疗原则。而肝癌以右胁疼痛、肝脏进行性肿大、质地坚硬、腹胀大、乏力、形体逐渐消瘦为特征，中、晚期可伴有黄疸，此时，黄疸仅视为一个症状而不是独立的病种，以扶正(补益气血)祛邪(疏肝理气、活血化瘀、清热利湿、泻火解毒、消积散结等)、标本兼顾为治疗原则，并需结合中西医抗肝癌治疗。此外，结合血清总胆红素、尿胆红素、直接胆红素测定，ALT、甲胎球蛋白、肝区B超、CT扫描等以明确诊断。

(2) 胁痛：是以一侧或两侧胁肋部疼痛为主要表现，其病机关键或在气，或在血，或气血同病。肝癌虽亦有胁痛，但只是一个症状，且以右胁为主，常伴有坚硬、增大之肿块，纳差乏力，形体明显消瘦，病证危重。可结合实验室检查以鉴别。

(3) 臌胀：肝癌失治，晚期伴有腹水的患者可有腹胀大、皮色苍黄、脉络暴露的症状而为臌胀，属于臌胀的一种特殊类型。肝癌所致之臌胀，病情危重，预后不良，在臌胀辨证论治的基础上，需结合中西医抗肝癌治疗。可结合实验室检查明确诊断，协助治疗。

**【治疗】**

1. 中医治疗

(1) 辨证论治

1) 肝气郁结

症状：右胁部胀痛，右胁下肿块，胸闷不舒，善太息，纳呆食少，时有腹泻，月经不调。舌苔薄腻，脉弦。

治法：疏肝健脾，活血化瘀。

方药：柴胡疏肝散加减。

中成药：柴胡疏肝丸等。

疼痛较明显者，可加郁金、延胡索以活血定痛。已出现胁下肿块者，加莪术、桃仁、半夏、浙贝母等破血逐瘀，软坚散结。纳呆食少者，加党参、白术、薏苡仁、神曲等开胃健脾。

2）气滞血瘀

症状：右胁疼痛较剧，如锥如刺，入夜更甚，甚至痛引肩背，右胁下结块较大，质硬拒按，或同时见左胁下肿块，面色萎黄而暗，倦怠乏力，脘腹胀满，甚至腹胀大，皮色苍黄，脉络暴露，纳差，大便溏结不调，月经不调。舌质紫暗有瘀点、瘀斑，脉弦涩。

治法：行气活血，化瘀消积。

方药：复元活血汤加减。

可酌加三棱、莪术、延胡索、郁金、水蛭等以增强活血定痛，化瘀消积之力。或配用鳖甲煎丸或大黄广虫丸，以消癥化积。

若转为臌胀之腹胀大，皮色苍黄，脉络暴露者，加甘遂、大戟、芫花攻逐水饮，或改用调营饮活血化瘀，行气利水。

中成药：鳖甲煎丸、大黄䗪虫丸等。

3）湿热聚毒

症状：右胁疼痛，甚至痛引肩背，右胁部结块，身黄目黄，口干口苦，心烦易怒，食少厌油，腹胀满，便干溲赤。舌质红，苔黄腻，脉弦滑或滑数。

治法：清热利胆，泻火解毒。

方药：茵陈蒿汤加减。

常加白花蛇舌草、黄芩、蒲公英清热泻火解毒。疼痛明显者，加柴胡、香附、延胡索疏肝理气，活血止痛。

中成药：大黄利胆片等。

4）肝阴亏虚

症状：胁肋疼痛，胁下结块，质硬拒按，五心烦热，潮热盗汗，头昏目眩，纳差食少，腹胀大，甚则呕血、便血、皮下出血。舌红少苔，脉细而数。

治法：养血柔肝，凉血解毒。

方药：一贯煎加减。

出血者，加仙鹤草、白茅根、牡丹皮清热凉血止血。出现黄疸者，可合茵陈蒿汤清热利胆退黄。

肝阴虚日久，累及肾阴，而见阴虚症状突出者，加生鳖甲、生龟板、女贞子、旱莲草滋肾阴，清虚热。肾阴虚日久常可阴损及阳而见肾之阴阳两虚，临床见形寒怯冷、腹胀大、水肿、腰酸膝软等症，可用金匮肾气丸为主方加减。

中成药：鳖甲煎丸等。

(2) 针灸疗法：取穴肝俞、肾俞、期门、行间，用补法或用平补平泻法。加血海、膈俞、三阴交以活血；大冲、足三里、支沟以行气。均用泻法。

2. 西医治疗　肝癌对化疗和放疗不敏感，常用的治疗方法有手术切除、肝移植、血管介入、射频消融术等。肝癌治疗性切除术是目前治疗肝癌最有效的方法之一，虽然目前的手术技术可以切除一些大面积肝癌，但术后残留肝的功能储备是否可维持患者的生命需求，则是决定手术成败的关键。

(1) 手术治疗：我国肝癌患者大多合并肝硬化，而肝硬化时其肝脏储备功能下降。吲哚菁绿 15 分钟滞留率(indocyanine green retention - 15，ICG - 15)是反映肝脏储备功能的灵敏和准确指标，对界定合适的肝切除量具有重要意义。慢性肝炎时 ICG - R15 多为 15%～20%，慢性活动性肝炎则更高，肝硬化失代偿期平均为 35%左右。肝癌患者术前 ICG - R15>20%，手术风险增大。由于手术切除仍有很高的肝癌复发率，因此，术后宜加强综合治疗与随访。

(2) 局部治疗

1) 经皮穿刺瘤内注射无水乙醇(PEI)：在 US 或 CT 引导下，将无水乙醇直接注入肝癌组织内，使癌细胞脱水、变性、凝固性坏死。PEI 适用于癌肿小于 3 cm 者，可达到治疗性切除的目的。

2) 射频消融术(RF)：在 US 或开腹条件下，将电极插入肝癌组织内,应用电流热效应等多种物理方法毁损病变组织。与 PEI 一样,也可达到治疗性切除的目的。

3) 肝动脉栓(TAE):由于肝癌起病隐匿,80%～90%的肝癌患者确诊时已失去治疗性切除的机会。TAE 是将栓塞材料注入滋养肿瘤的肝动脉内,阻断肿瘤的供血,使其发生缺血坏死。由于具有靶向性好、创伤小、可重复、患者容易接受的特点,是目前非手术治疗中、晚期肝癌的常用方法。

(3) 肝移植:对于肝癌合并肝硬化患者,肝移植可将整个病肝切除,是治疗肝癌和肝硬化的有效手段。但若肝癌已有血管侵犯及远处转移(常见肺、骨),则不宜行肝移植术。

(4) 药物治疗:HBV 感染患者在手术、局部治疗或肝移植后,均需坚持口服抗病毒药物。肝移植患者需要终生使用免疫抑制剂。

# 脂 肪 肝

【定义】

脂肪肝(fatty liver)是指由于各种原因引起的肝细胞内脂肪堆积过多的病变。

本病属于中医学“胁痛”“痞满”等病症范围。

【诊断要点】

1. 临床表现　脂肪肝的临床表现多样，轻度脂肪肝多无临床症状，仅有疲乏感，而多数脂肪肝患者较胖。脂肪肝患者多于体检时偶然发现。中、重度脂肪肝有类似慢性肝炎的表现，可有纳差、疲倦乏力、恶心、呕吐、肝区或右上腹隐痛等。肝脏轻度肿大可有触痛，质地稍韧、边缘钝、表面光滑，少数患者可有脾大和肝掌。此外，脂肪肝患者也常有舌炎、口角炎、皮肤淤斑、四肢麻木、四肢感觉异常等末梢神经炎的改变。少数患者也可有消化道出血、牙龈出血、鼻衄等。重度脂肪肝患者可以有腹腔积液和下肢水肿、电解质紊乱如低钠、低钾血症等，脂肪肝表现多样，遇有诊断困难时，进行肝活检确诊。

2. 体征　轻度脂肪肝患者无明显阳性体征。随着疾病发展为中—重度脂肪肝可以出现肝区触痛、脾大和肝掌等阳性体征。少数患者可有皮肤淤斑、消化道出血、腹腔积液及下肢水肿等体征。

3. 辅助检查

(1) 实验室检查

1) 血清酶学检查

ALT、AST：一般为轻度升高，达正常上限的 2～3 倍，酒精性脂肪肝的AST升高明显，AST/ALT大于2有诊断意义；非酒精性脂肪肝时则ALT/AST大于1。ALT大于130U，提示肝小叶脂肪浸润明显；ALT持续增高提示有脂肪性肉芽肿。

γ-GT、ALP：酒精性脂肪肝时γ-GT升高较常见，ALP也可见升高，达正常上限的2倍，非酒精性脂肪肝患者γ-GT可以升高。

谷氨酸脱氢酶(GDH)，鸟氨酸氨甲酰转移酶(OCT)：脂肪肝时两种酶都升高，尤其是酒精性脂肪肝，其GDH/OCT大于0.6。

胆碱酯酶(CHE)，卵磷脂胆固醇酰基转移酶(LCAT)：80%脂肪肝血清CHE和LCAH升高，但低营养状态的酒精性脂肪肝升高不明显，CHE对鉴别肥胖性脂肪肝有一定意义。

2）血浆蛋白变化：β球蛋白，α1，α2，β脂蛋白多升高；白蛋白多正常。肥胖性脂肪肝时，LDL-C升高，HDL-C显著降低；ApoB，ApoE，ApoCⅡ和ApoBⅢ升高。

3）血浆脂类三酰甘油(TG)，脂肪酸(FA)，胆固醇，磷脂常升高，其中胆固醇升高显著，常大于13 mmol/L。

4）胆红素：严重脂肪肝时可有血胆红素升高，轻中度脂肪肝胆红素多正常。

5）凝血酶原时间(PT)：非酒精性脂肪肝多正常，部分可延长。

6）血胰岛素水平呈高反应延迟型，糖耐量曲线高峰上升，下降延迟。

7）血尿素氮、尿酸偶见升高。

(2) B超检查：弥漫性脂肪肝的超声波图像主要表现为回声波衰减，按其衰减的程度，脂肪肝可分为三种。

1）轻度脂肪肝：近场回声增强，远场回声衰减不明显，肝内管状结构仍可见。

2）中度脂肪肝：前场回声增强，后场回声衰减，管状结构模糊。

3) 重度脂肪肝：近场回声显著增强，远场回声明显衰减，管状结构不清，无法辨认。

(3) CT 检查：主要表现为肝密度普遍或局限性降低，甚至低于脾及肝内血管密度。而相比之下，门静脉内回声增强，密度降低与脂肪化严重程度相一致。动态的 CT 变化可反映肝内脂肪浸润的增减。弥漫性脂肪肝在 CT 上表现为肝的密度普遍低于脾脏和肝内血管密度。重度脂肪肝时，肝脏 CT 值可降至 10Hu 左右(正常肝的密度比脾脏高 6～12Hu)。增强后 CT 扫描，脂肪肝的肝内血管影显示非常清楚，其形态，走向均无异常，有时血管可变细，变窄，但无推移，包绕现象，有助于鉴别肝癌与脂肪肝内的灶性非累及区(正常"肝岛")。

(4) MRI 检查：脂肪肝的 MRI 表现为全肝，一叶或灶性脂肪浸润。

(5) 肝活检：确诊脂肪肝的重要方法，尤其对局限性脂肪肝。在 B 超引导下抽吸肝组织活检远较过去盲目肝穿刺法准确，安全。活检的意义在于确定肝内是否存在脂肪浸润，有无纤维化以及排除非创伤性检查中难以鉴别的占位性病变，对于治疗方案的选择亦有指导价值。

**【鉴别诊断】**

1. 西医鉴别诊断

(1) 重度脂肪肝：重症脂肪肝是指临床症状凶恶，预后不良的脂肪肝，严格来说，它是某些危重疾病的一种病理过程，主要包括妊娠急性脂肪肝、脑病脂肪肝综合征。它与一般脂肪肝在临床症状、体征、疾病预后方面具有明显不同。

(2) 肝癌、肝血管瘤、肝脓肿、肝囊肿：肝癌，尤其是小细胞肝癌和甲胎蛋白阴性的肝癌，很难与局限性脂肪肝鉴别。通常情况下小细胞肝癌多呈衰减，常有包膜影和门静脉侵犯。转移性肝癌多为超声增强，常见多结节，无门脉系统侵犯。CT 检查显示肝癌多呈边界较清楚的密度减低区；加注造影剂后扫描组织对比增强，选择性肝动脉造影能较好地显示肿瘤血管或血管瘤，肝动脉造影虽然在鉴别肝血管瘤和肝癌时存在困难，但对于排除肝脓肿、肝囊肿等仍有一定价值。B超引导下肝穿刺活检是确诊各种肝内占位性病变的有效方法。

(3) 病毒性肝炎：脂肪肝患者肝内脂肪变性呈弥漫性分布，常需与病毒性肝炎等鉴别，病毒性肝炎患者除具有乏力、纳差、发热、恶心、呕吐、黄疸、尿黄等表现外，流行病学，病原学检查有助于确诊。

2. 中医鉴别诊断　胁痛发病与情志不遂、饮食不节、跌扑损伤、旧病体虚等有关，其病机为肝络失和，主要表现为一侧或两侧胁肋部疼痛。悬饮多因素体虚弱，时邪外袭，肺失宣通，饮停胸胁，而致络气不和，表现为胸胁咳唾引痛，呼吸或转侧加重，患侧肋间饱满，叩诊呈浊音，或兼见发热。

**【治疗】**

1. 一般治疗　脂肪肝的治疗，首先要对症治疗，如长期大量饮酒者应戒酒；营养过剩、肥胖者应严格控制饮食；有糖尿病者应积极有效地控制血糖；营养不良性脂肪肝患者应适当增加营养。其次要合理膳食，要适度运动，要调控情志，保持心情愉悦。

2. 中医治疗

(1) 辨证论治

1) 湿热蕴结

证候：右胁胀痛或胀满不适，口苦咽干，肢体困重，脘闷纳呆。舌质红，苔黄腻，脉滑数。

治法：清热利湿，疏肝化痰。

方药：龙胆泻肝汤加减。

2) 痰瘀阻滞

证候：右胁刺痛或胀痛，面色灰暗，腹胀不舒。舌质紫暗，或有瘀点，舌苔白腻。

治法：祛湿化痰，活血通络。

方药：温胆汤合桃红四物汤加减。

3）肝脾气虚

证候：肝区隐痛或隐隐不适，头晕，倦怠乏力，大便稀溏，纳少腹胀。舌质红，舌体肥大，苔薄腻，脉沉细或弦细。

治法：益气健脾，养肝理气。

方药：补中益气汤合四逆散加减。

4）肝肾亏虚

证候：胁肋隐痛，头晕目眩，食物不清，胸闷善太息。舌质淡，苔少薄白，脉沉细。

治法：养肝益肾，补益精血。

方药：左归丸加减。

（2）中成药治疗

1）胆宁片：疏肝利胆，清热通下。用法：每次5片，每日3次，口服。如每日排便3次以上者，应酌情减量服用。

2）决明降脂片：补肾降血脂。用法：每次4片，每日3次，口服。

3）益多酯片（降脂灵片）：滋肾平肝，化痰降脂。用法：每次5片，每日3次，口服。

4）洛伐他汀（血脂康）：除湿祛痰，活血化瘀，健脾消食。用法：每次2粒，每日2次，口服。

5）绞股蓝总苷：养心健脾，益气和血，除痰化瘀，降低血脂。用法：每次2～3片，每日3次，口服。

3. 西医治疗　目前西药尚无防治脂肪肝的有效药物，以中药长期调理性的治疗较好。西药常选用保护肝细胞、降脂药物及抗氧化剂等，如维生素B、维生素C、维生素E、卵磷脂、熊去氧胆酸、水飞蓟宾、肌苷、辅酶A、还原型谷胱甘肽、牛磺酸、卡尼汀乳清酸盐、葡醛内酯（肝泰乐），以及某些降脂药物等。

# 自身免疫性肝病

【定义】

自身免疫性肝病(autoimmune liver disease, AILD)是指一组以肝脏病理损害和肝功能异常为主要表现的自身免疫性疾病。主要包括自身免疫性肝炎(AIH)、原发性胆汁淤积性肝硬化(已更名为原发性胆汁淤积性胆管炎,PBC)、原发性硬化性胆管炎(PSC)及其重叠综合征。

本病属于中医学“黄疸”“胁痛”的范畴。

## 自身免疫性肝炎

一种由异常自身免疫反应介导的慢性进展性肝脏疾病,以高丙种球蛋白血症、血清自身抗体阳性及其组织学表现为界面性肝炎为特征表现。

【诊断要点】

1. 临床表现　临床表现多样,大多数隐匿起病,临床症状及体征不典型。乏力和关节痛是最常见的首发症状,其他常见症状包括纳差、腹部不适或疼痛、多肌痛、皮疹等。

2. 体征　肝大是最常见的体征,其他体征包括黄疸、脾大等。

3. 辅助检查

(1) 实验室检查:最常见为血清转氨酶升高;高胆红素血症常见,一般小于 3 倍正常值;碱性磷酸酶升高常见;高丙种球蛋白血症为多克隆性,以 IgG 升高为主。

(2) 免疫指标方面：血清中可检测到多种自身抗体，包括抗核抗体、抗平滑肌抗体、抗肝肾微粒体抗体等。

(3) 病理学表现：以界面性肝炎为主要特征，但并非特异性表现。严重者可出现桥接坏死、肝细胞玫瑰花结样改变、结节状再生等组织学改变。

**【鉴别诊断】**

本病需要与其他自身免疫性肝病及其重叠综合征相鉴别，还需要与病毒性、药物性、酒精性及其遗传代谢性肝病相鉴别。

**【治疗】**

治疗方案：泼尼松(龙)单独或联合应用硫唑嘌呤治疗能明显缓解症状。泼尼松龙单用起始剂量为每日 60 mg，联合应用硫唑嘌呤时起始剂量是每日 30 mg，硫唑嘌呤的常规剂量是每日 50 mg。

# 原发性胆汁淤积性肝硬化

原发性胆汁淤积性肝硬化(已更名为原发性胆汁淤积性胆管炎)：一种原因不明的、慢性肝内胆汁淤积性疾病，病理学上表现为肝内小胆管进行性破坏、门管区和门管周围炎症和纤维化，最终可导致肝硬化。

**【诊断要点】**

1. 临床表现　本病中老年妇女多见，起病隐匿，进展缓慢。早期症状轻微或无症状，常见临床表现为皮肤瘙痒、黄疸、乏力，晚期可出现肝硬化和肝功能衰竭的各种表现。

2. 体征　肝脾大。

3. 辅助检查

(1) 实验室检查：碱性磷酸酶(ALP)和谷氨酰转肽酶(GGT)在黄疸及其他症状出现前多已增高，胆红素一般呈中度升高，以结合胆红素升高为主；转氨酶正常或者轻度升高。95%以上患者 AMA 或者 AMA-M2 阳性。血清丙种球蛋白升高，以 IgM 为主。

(2) 影像学检查：超声和 MRCP 有助于除外肝外胆管梗阻性疾病。

(3) 组织病理学检查：肝活检有胆管炎、肉芽肿局灶性汇管区淋巴细胞积聚，汇管区周围胆汁淤积；肝小叶完整，轻度碎屑样坏死。

**【鉴别诊断】**

本病需要与原发性硬化性胆管炎、各种原因引起的继发性胆汁性肝硬化及淤胆型药物性肝损害等疾病鉴别。

**【治疗】**

(1) 熊去氧胆酸，常规剂量为每日 13～15 mg/kg，分次或一次顿服。长期应用可有效延缓肝硬化的进展、减少肝移植率，也可缓解皮肤瘙痒，且副反应小。

(2) 激素及免疫抑制剂。

(3) 对症治疗：针对皮肤瘙痒要给予考来烯胺等对症治疗。

## 原发性硬化性胆管炎

原发性硬化性胆管炎(PSC)：一种以胆管进行性炎症、纤维化和多发狭窄为病理特征的慢性胆汁淤积性肝病。

**【诊断要点】**

1. 临床表现　主要表现为乏力、皮肤瘙痒、黄疸、腹部不适、消瘦等，其中间歇性皮肤瘙痒、黄疸伴右上腹疼痛及发热是最典型的表现。很多患者伴有炎症性肠病。

2. 体征　无特异性体征，黄疸和肝脾大是最常见的体征。

3. 辅助检查

(1) 实验室检查：最常见最典型的生化异常是血清 ALP 升高，大部分患者可伴有血清转氨酶 2～3 倍升高胆红素水平通常呈波动性。约 60%的患者血清 IgG 水平呈中度升高。

(2) 影像学检查：首选磁共振胰胆管造影(MRCP)，部分患者需经内镜逆行性胰胆造影术(ERCP)确诊。其典型的影像学表现为胆管"串珠样"该改变,即胆管多发性、短节段性、环状狭窄伴其间胆管正常或轻度扩张表现。

(3) 组织病理学检查:PSC 患者典型的肝脏病理学表现为洋葱皮样胆管纤维化,但经皮肝穿刺活检的获取率仅 10%左右。

**【鉴别诊断】**

1. 西医鉴别诊断　本病需要与各种原因引起的继发性硬化性胆管炎、PBC、胆管癌、IgG4 相关性硬化性胆管炎等鉴别。

2. 中医鉴别诊断

(1) 萎黄:多因大失血或大病之后,气血亏虚,肌肤失养而致身面皮肤呈萎黄色的病症。《临证要诀·五瘟证治》云:"诸失血后,多令面黄……但黄不及耳目。"与黄疸自身之面、目、尿俱黄,尤其目黄不同。

(2) 胃痛(肝气犯胃):虽胃痛连胁但痛在上腹中部胃脘处,兼有恶心、呕吐、吞酸、嘈杂等胃失和降的症状,而胁痛部位在上腹两侧胁肋部,常伴恶心、口苦等肝胆病症状。

**【治疗】**

1. 中医治疗

(1) 辨证论治

1) 肝胆湿热

证候:目黄,口干口苦或口臭,身黄尿黄,肢体困重,或瘙痒。舌边尖红,苔黄腻,脉弦滑或滑数。

治法:清热利湿,疏肝利胆。

方药:茵陈蒿汤合龙胆泻肝汤(去关木通)加减。

中成药:黄疸茵陈冲剂、垂盆草冲剂、甘露消毒丸等。

2) 瘀血阻络

证候:红丝赤缕,齿衄,鼻衄,腹壁脉络显露,胁痛而有定处。舌质暗或有瘀斑,脉涩。

治法:活血化瘀,清热解毒。

方药：膈下逐瘀汤合大黄蛰虫丸加减。

中成药：血府逐瘀口服液、大黄蛰虫丸等。

3）肝郁脾虚

证候：面色萎黄，性情抑郁，便溏，胁肋胀痛。舌淡红，苔薄白或薄黄，脉弦。

治法：疏肝解郁，益气健脾。

方药：柴胡疏肝散合四君子汤加减。

中成药：逍遥丸、四君子丸等。

4）肝肾亏虚

证候：腰膝酸软，失眠多梦，面色晦暗，胁痛隐隐，视物模糊，目涩耳鸣，性欲减退。舌淡红或红苔少，脉细或细数。

治法：滋肾养肝，清热化瘀。

方药：一贯煎或杞菊地黄汤合猪苓汤加减。

中成药：二至丸(《证治准绳》)、麦味地黄丸(《医方集解》)。

（2）辨病用药

1）活动期宜清热利胆、活血化瘀，药用：茵陈蒿、黄芩、黄柏、知母、生栀子、金钱草、香附、丹参、泽兰、桃仁、红花、茯苓、凌霄花、茜草、鸡内金、鬼箭羽、山茱萸。可以降酶退黄，缓解皮肤瘙痒。

2）久病气虚宜健脾补气、养阴活血，药用：黄芪、党参、白术、茯苓、甘草、砂仁、鸡内金、白扁豆、当归、泽兰、金钱草、香附、丹参、红花、远志、炒枣仁。

3）胁痛明显，加川楝子、延胡索、香橼；乏力、气短、便溏，加党参、白术、葛根、升麻；尿黄、大便不爽、苔黄厚，加茵陈蒿、金钱草、白茅根；皮肤瘙痒，加凌霄花、茜草；血瘀明显，加炒水蛭、酒大黄；舌苔腻，加苍术、砂仁、泽泻、厚朴；疸色暗黑，加丹参、片姜黄；若肝脾肾三脏皆亏虚，病程较长者，加女贞子、枸杞、白术、麦冬、白芍、鳖甲；面色晦暗，畏寒舌淡之阴黄，加白术、干姜、制附片等；对于日久湿邪难以退去者，于清热利湿中加入温性药(干姜、肉桂等)，既有利于退黄，又可以防止寒凉药太过。

4）中成药临床上常用牛角片、逍遥丸、疏肝丸、清开灵注射液、华蟾素注射液等药物，可辨证加辨病使用。还可以使用甘草制剂如甘草酸二铵、复方甘草酸苷，借助其类激素样作用来抑制机体免疫反应。

2. 西医治疗　除肝移植外，目前尚无针对 PSC 的特效治疗方法，现有的治疗主要针对 PSC 的并发症，如反复发作的细菌性胆管炎、黄疸、胆管癌、肝功能衰竭等，治疗方法包括药物治疗（熊去氧胆酸）、内镜介入治疗（奥迪括约肌切开、支架置入等）、外科手术治疗和对症支持治疗。

# 胆囊和胆管肿瘤

【定义】

胆囊癌是指发生于胆囊(包括胆囊底部、体部、颈部以及胆囊管)的恶性肿瘤。我国胆囊癌发病率占同期胆道疾病的0.4%～3.8%,位列消化道肿瘤发病率第6位,患者5年总生存率仅为5%。胆管癌是指累及肝总管、左右肝管及其汇合部的胆管黏膜上皮癌,亦称高位胆管癌、近端胆管癌或Klatskin肿瘤。肝门部胆管癌的发病率呈逐年增高的趋势,尸检资料显示胆管癌的发病率为0.01%～0.20%,肝门部胆管癌占其中的40%～60%。

本病属于中医学“黄疸、腹痛”的范畴。

【诊断要点】

1. 临床表现　早期无特异性临床表现或只有慢性胆囊炎的症状,早期诊断很有困难,一旦出现上腹部持续性疼痛、包块、黄疸等病变时已到晚期,其各种检查亦出现异常。因此,对于胆囊区不适或疼痛的患者,特别是50岁以上的中老年患者,有胆囊结石炎症或息肉患者,应进行定期B超检查以求早日明确诊断。

(1) 右上腹疼痛:此症状由于胆囊、胆管癌多与胆囊结石炎症并存故疼痛性质与结石性胆囊炎相似开始为右上腹不适继之出现持续性隐痛或钝痛有时伴阵发性剧痛并向右肩放射。

(2) 消化道症状:绝大多数出现消化不良、厌油腻、嗳气、胃纳减少等症状,这是由于胆囊新陈代谢功能不能对脂肪物质进行消化所致。

(3) 黄疸:黄疸往往在病程晚期出现,占1/3,多由于癌组织侵犯胆管引起恶性梗阻所致，同时伴有消瘦乏力甚至出现恶病质、皮肤黏膜黄染及难以治疗的皮肤瘙痒。

(4) 发热：接近1/4的患者出现发热。

(5) 右上腹肿块：病变发展到晚期右上腹或上腹部出现肿块。一是肿瘤迅速增长阻塞胆管使胆囊肿大；二是侵犯十二指肠引起的梗阻并同时出现梗阻症状，另外侵及肝、胃、胰等，也可出现相应部位包块。

2. 体征　胆囊癌体检时可触及上腹部肿块，右上腹可触及较为光滑肿大的胆囊，与周围组织无粘连时，移动性大；与周围组织有粘连时，可触及几个肿块，有时触到肿大的肝脏十二指肠梗阻的包块等。胆管癌可触及肝大，质硬，胆囊不肿大；如肿瘤在胆总管下端部，则可扪及肿大的胆囊。

3. 辅助检查

(1) 胆囊癌

1) B超(US)检查：US检查简便无损伤可反复使用其诊断准确率较高，应为首选检查方法，但US易受腹壁肥厚肠管积气的影响，并且不易判定结石充满型及萎缩型胆囊壁情况。近年来人们采用内镜超声(EUS)的方法较好地解决了US的上述问题。不论US或EUS其早期胆囊癌的超声图像主要表现为隆起型病变与局限性囊壁肥厚亦有两者混合型。

2) CT检查：CT扫描对胆囊癌的敏感性约为50%，尤其对早期胆囊癌的诊断不如US及EUS。CT影像改变可分三种类型：① 壁厚型：胆囊壁局限或弥漫不规则增厚。② 结节型：乳头状结节从胆囊壁突入胆囊腔内存在。③ 实变型：因胆囊壁被肿瘤广泛浸润增厚加之腔内癌块充填形成实质性肿块，如果肿瘤侵犯肝脏或肝门胰头淋巴结转移多能在CT影像下显示。

3) ERCP检查：有报告ERCP对于能够显示出胆囊的胆囊癌诊断率可达70%～90%，但ERCP检查有半数以上不能显示胆囊的影像表现。可分三种情况：① 胆囊胆管显影良好：多为早期病变。典型病例可见胆囊充盈缺损或与囊壁相连基底较宽的隆起病变。胆囊壁浸润者可见囊壁僵硬或变形。② 胆囊不显影：多属中、晚期病例。③ 胆囊不显影并有肝或肝外胆管狭窄：充盈缺损及梗阻上方肝胆管扩张已是晚期征象。

4）细胞学检查：有直接取活检或抽取胆汁查找癌细胞两种方法。例如，在B超引导下胆囊病变穿刺、经皮经肝胆道内镜检查(PTCS)、经腹腔镜等方法。采取胆汁的方法更多如ERCP下抽取胆汁、B超引导下胆囊穿刺、经皮经肝导管引流(PTCD)、胆道子母镜等。文献报告的细胞学检查的阳性率虽不高但结合影像学检查方法仍可对半数以上胆囊癌患者作出诊断

5）肿瘤标志物：在肿瘤标本的癌胚抗原(CEA)免疫组化研究的报告中，胆囊癌的CEA阳性率为100%，进展期胆囊癌患者血清CEA值可达9.6ng/mL，但在早期诊断无价值。CA19-9、CA125、CA15-3等肿瘤糖链抗原仅能作为胆囊癌的辅助检查。

（2）胆管癌

1）超声检查：超声检查可显示肝内胆管扩张，且在肝门附近截断、扩张的胆管内可见肿瘤回声，与正常肝脏组织和胆管分界不清。多普勒超声检查能有效检出肝动脉、门静脉受累状况。作为一种简便易行的无创性检查方法，超声检查主要用于肝门部胆管癌的临床筛查以及引导经皮经肝胆汁引流(PTBD)和选择性门静脉栓塞(PVE)等。

2）CT检查：与超声检查相比，增强CT对肝门部胆管癌的敏感性更高。CT图像空间分辨率高，可以清晰地显示肝内的肿块、扩张的胆管、局部肿大的淋巴结和肝外转移灶。利用增强CT图像进行冠状面或多平面重建后，能清晰地显示肿瘤病灶及相邻脉管结构间的关系，并据以测算肝内各区段的体积。CT造影可以取代有创血管造影显示门静脉和肝动脉系统的解剖变异和受累状况。CT可作为肿瘤定性、定位与分期评估，肝门区脉管解剖和肝实质病变评估，肿瘤可切除性判断和手术规划的主要依据。

3）MRI 检查：MRI 可以对肿瘤及邻近结构进行多参数、多平面、多角度的扫描，对软组织的分辨率高。增强 MRI 可以有效评估胆管肿瘤部位和范围、肝门区血管受累以及肝实质病变状况。磁共振胆管胰腺造影术（MRCP）能无创显示肝内胆管树的全貌，肿瘤阻塞部位和范围，但其清晰度通常不如直接胆道造影。MRCP 也可作为肝门部胆管癌分型和分期评估及可切除性判断的主要依据。

4）经皮经肝胆道造影（PTC）检查：PTC 能清晰显示梗阻部位、胆管受累范围以及梗阻部位上游胆管的形态。对于高位胆管梗阻所导致的肝内胆管相互隔离，常需要通过多支胆管 PTC 才能对癌肿在胆管树的浸润范围作出全面的评估。

5）PET－CT 检查：既可由 PET 功能显像反映肝门区占位的生化代谢信息，又可通过 CT 形态显像进行病灶及侵袭范围的精确定位。但其对肝门部胆管癌局部病变的评估和可切除性判断的价值并不高于其他影像学检查。全身扫描可发现肿瘤的淋巴结转移、腹膜转移及远处转移。

6）细胞学检查：在 PTCD 检查的基础上扩大窦道，插入纤维胆道镜，可直接观察并钳取肿块活检，进行 PTC 或 PTCD 检查时可抽取胆汁做细胞学检查。

**【鉴别诊断】**

1. 西医鉴别诊断

（1）胆囊息肉样病变：早期的胆囊癌主要与胆囊息肉样病变相鉴别。胆囊癌的直径均大于 1.2 cm，蒂宽，胆囊壁增厚。胆囊的腺瘤性息肉恶变与良性腺瘤的鉴别则很困难，因此考虑胆囊腺瘤是癌前病变，一旦确诊，均应手术切除，故不影响外科治疗决策。

（2）原发性肝癌：原发性肝癌侵犯至胆囊，在胆囊部位形成一肿块和胆囊出口的阻塞，侵犯胆囊的肝细胞癌可在肝门部和肝十二指肠韧带上发生大块的淋巴结转移，类似晚期胆囊癌时的淋巴结转移。胆囊颈部癌可直接侵犯或通过淋巴转移发生高位胆道梗阻,临床表现类似肝门部胆管癌。有时原患有癌的胆囊已行手术切除,但因各种原因未能取得病理诊断,术后由于肿瘤局部复发和引起肝门部胆管梗阻,会使鉴别诊断发生困难。

(3) 胆囊结石:国内的胆囊癌患者,约有57%合并胆囊结石,患者常有较长时间的胆道疾病症状,此类患者最容易被忽略,或将胆囊癌所引起的症状用胆囊结石来解释。在鉴别诊断上主要是对老年,女性,长期患有胆囊结石、胆囊萎缩或充满型结石、腹痛症状加重和变得持续等患者时,均应考虑有胆囊癌的可能,应做深入检查。

2. 中医鉴别诊断

(1) 痞满:痞满的病位在胃脘部,且时有隐痛,胆囊及胆管肿瘤所属腹痛疼痛位置在腹部,时常伴有胀满痞塞,应加以鉴别。

(2) 臌胀:臌胀是指腹部胀大如鼓的病症,临床以腹大胀满,绷急如鼓为主要表现,而胆囊及胆管肿瘤所属腹痛常伴有胀满,但少见腹大如鼓。

**【治疗】**

1. 中医治疗

(1) 辨证论治

1) 肝气郁滞

症状:胁肋胀痛,右胁包块,脘腹胀满,口干口苦,或恶心呕吐。舌质淡红,或有瘀紫,脉弦涩。

治法:疏肝理气,解郁止痛。

方药:逍遥散加味方加减。

中成药:逍遥丸。

2) 瘀毒蕴结

症状:右胁胀痛、刺痛或绞痛,牵及肩背,肝区可触及肿块,拒按,口苦,食少,大便秘结。舌质暗红有瘀点,或舌下静脉迂曲,舌苔薄黄,脉弦。

治法:凉血解毒,祛瘀消结。

方药：龙胆泻肝汤加减。

中成药：龙胆泻肝丸。

3）湿热内阻

症状：皮肤巩膜黄疸，口干口苦，食少，恶心欲吐，尿黄，大便秘结，右胁下胀痛或胃脘胀闷。舌质红，舌苔黄腻，脉滑数。

治法：清化湿热，利胆退黄。

方药：大分清饮、大茵陈汤、茵陈龙胆汤加减。

中成药：茵陈退黄胶囊。

2. 西医治疗

（1）胆囊癌

1）手术治疗：目前治疗胆囊癌的首选方法。随着手术技术的提高和手术器械的更新，加上外科医师的努力，胆囊癌的手术治疗已取得了令人瞩目的进展。具体手术方案的选择依赖于胆囊癌的临床分期。

2）化疗：胆囊癌化疗效果较差。至今仍没有确实有效的化疗方案。目前较多介绍的仍为使用 5－FU；阿霉素（ADM）和丝裂霉素（MMC）等消化道肿瘤的常用药物联合治疗，但总体疗效均不理想。

3）放疗：关于胆囊癌术前放射治疗的报道较少。尽管有报道称放疗可缓解症状及延长生存期，但大多数报道涉及病例少，而且都只作为辅助治疗。因此目前还需大宗病例的权威性的研究调查。还存在的另一个问题是精确地判断肿瘤的大小和累及的范围较为困难，因此不能正确地控制放疗药物的剂量。

4）介入治疗：主要用于手术无法切除的晚期病例。经股动脉插管进行选择性动脉内灌注化疗药物，对胆囊癌的治疗有一定的疗效。

5）免疫和生物治疗：配合放、化疗可选用干扰素、白介素、肿瘤坏死因子等免疫制剂，以提高患者的自身免疫功能。

（2）胆管癌

1）手术治疗：胆管癌的治疗原则是早期病例以手术切除为

主，术后配合放、化疗，以巩固和提高手术治疗效果。对于不能切除的晚期病例，应施行胆道引流手术，控制胆道感染，改善肝脏功能，减少合并症，延长生命，改善生活质量。

2）放疗：外科手术切除是胆管癌唯一的根治性治疗，辅助性放疗只能提高患者的生存率，对于不可切除和局部转移的胆管癌经有效的胆道引流后，放疗可以改善患者的症状与延长寿命。但是，胆管癌一直被认为属于放射线不敏感的肿瘤。一般报道放疗的中位生存期为9～12个月。

3）化疗：胆管癌对化疗并不敏感，胆管癌较其他胃肠道肿瘤，如结肠癌化疗敏感性差。但化疗可能缓解胆管癌所引起的症状、改善患者生活质量，还可能延长存活期。

# 胆囊结石

**【定义】**

胆石症(cholelithiasis)是指胆道系统(包括胆囊和胆管)任何部位发生结石的疾病。根据其发生的部位分为胆囊结石和胆管结石。胆囊结石是胆石症之一,常与胆道感染有关,是临床常见病、多发病。

本病属于中医学“胁痛”“胆胀”等的范畴。

**【诊断要点】**

1. 临床表现　胆囊结石的临床表现为胆绞痛、急性胆囊炎。疼痛部位多位于右上腹、中上腹,可以放射到肩胛区、后背或右肩;疼痛时可以伴有大汗,部分患者可以有恶心、呕吐等。一般持续1小时左右,如果发作持续超过6小时不缓解者就可能继发急性胆囊炎。发生急性胆囊炎时疼痛呈持续性,查体时上腹部有压痛和反跳痛,部分患者墨菲征阳性。可伴有发热、血中白细胞升高。

2. 体征　慢性胆囊结石缺乏典型的阳性体征。发生急性胆囊炎时查体时可有上腹部有压痛和反跳痛,部分患者墨菲征阳性。

3. 辅助检查

(1) B超检查:胆结石在B超检查时显示为强回声光团后方伴声影,B超可以诊断直径大于2 mm以上的结石。B超检查是诊断胆囊结石的首选方法,但是B超检查未能发现结石并不能排除胆石症的诊断。

(2) 胆囊造影:可以显示胆囊阴性结石和胆囊的收缩功能,不过胆囊造影的敏感性只有 60%。

(3) 逆行性胰胆管造影(ERCP):胆总管结石造影显示为充盈缺损。ERCP 是目前诊断胆总管结石准确性最高的方法之一,诊断的同时可以用于治疗。但是 ERCP 需要插管造影,会造成胆管炎和注射性胰腺炎等并发症。

(4) 磁共振胰胆管成像(MRCP):胆结石在磁共振胆管成像时显示为充盈缺损。MRCP 是目前诊断肝内胆管结石的最理想的方法。

(5) 超声内镜(EUS):可以发现胆囊内的微小结石。

(6) CT 检查:胆结石的 CT 检查显示可以为高密度、中等密度或低密度,可以是单发或多发。

(7) 经皮经肝胆道穿刺造影术(PTC):PTC 进行造影的结果、准确率与 ERCP 相近。有胆血漏、胆汁性腹膜炎、腹腔出血、感染等并发症。

**【鉴别诊断】**

1. 西医鉴别诊断

(1) 消化道溃疡:两者临床表现相似,有时不宜鉴别,胃镜和 B 超检查可提供鉴别依据。

(2) 传染性肝病:以肝区,右上腹隐痛、胀痛为主,偶有类似胆绞痛的症状,可有发热。常有肝病接触史以及食欲减退、疲乏无力等症状,检查肝大并有触痛。黄疸性肝炎需与胆石性梗阻性黄疸鉴别,黄疸性肝炎以血非结合胆红素水平增高为主,ALT 水平明显增高。胆石性梗阻以结合胆红素水平增高为主,ALT 水平明显增高不如肝炎显著。B 超、CT 检查在胆石症中多有胆管扩张和结石影响,可资鉴别。

(3) 壶腹周围癌:需与胆石所致的梗阻性黄疸相鉴别。恶性肿瘤多有进行性消瘦,黄疸发生缓慢,无痛且多进行性加重,常伴有皮肤瘙痒,完全梗阻者大便呈陶土色;胆石性梗阻多为腹痛后出现黄疸,完全梗阻者甚少,黄疸程度可有波动,进行 B 超、CT、

MRCP 检查可帮助鉴别。

(4) 胆道蛔虫病：单纯的胆道蛔虫病多见于青少年，常表现为突然发作的剑突下绞痛或钻顶样痛，疼痛常阵发性发作，缓解期与常人一样可毫无症状，多数患者伴有呕吐，也有呕吐出蛔虫者，疼痛发作期症状很重，但腹部常缺乏体征，这是胆道蛔虫病的特点。根据疼痛特别及 B 超检查，两者不难鉴别。

2. 中医鉴别诊断

(1) 胸痛：胸痛中的肝郁气滞证与胁痛中的肝气郁结证病机基本相同。但胁痛以一侧或两侧胁肋部胀痛或窜痛为主，伴有口苦、目眩等症。而胸痛是以胸部胀痛为主，可涉及胁肋部，伴有胸闷不舒，心悸少寐。

(2) 胃脘痛：两病证中皆有肝郁的病机。但胃脘痛病位在胃脘，兼有嗳气频作、吞酸嘈杂等胃失和降的症状。而胁痛病位在胁肋部，伴有目眩、口苦等少阳经的症状，两者有别。

(3) 与黄疸、臌胀、肝癌等疾病相鉴别：黄疸、臌胀、肝癌等在病程中或早或晚均伴有一侧或两侧胁肋部疼痛，其鉴别要点在于：黄疸以身目发黄为主症；臌胀为气、血、水互结，腹大如鼓；而肝癌又有相应的恶病质体征。结合病史不难鉴别。

**【治疗】**

1. 中医治疗

(1) 辨证论治

1) 肝郁气滞

证候：右上腹时有闷痛或绞痛，疼痛向右肩背部放射，发作多与情绪变化有关，可伴食入作胀，嗳气，便秘。舌质淡红，苔薄白或微黄，脉弦。

治法：疏肝利胆，行气止痛。

方药：大柴胡汤合金铃子散加味。

2) 肝胆湿热

证候：右中上腹疼痛如掣，拒按，或可触及肿大胆囊；伴发热或寒热往来，口苦咽干，恶心呕吐，不思饮食，有时颜面及全身黄色似橘色，便秘溲赤。舌质红，苔黄腻，脉弦滑或弦数。

治法：清热化湿，利胆通胆。

方药：茵陈蒿汤合大柴胡汤加减。

3）肝胆脓毒

证候：右中上腹硬满灼痛，痛引肩背，拒按，持续不解，可触及肿大胆囊，黄疸日深，壮热不止，口干唇燥，甚至神昏谵语，皮肤瘀斑，四肢厥冷。舌质红绛或紫、有瘀斑，苔黄燥或灰黑，脉弦数或欲绝。

治法：泻火解毒，养阴利胆。

方药：茵陈蒿汤合黄连解毒汤加减。

4）肝阴不足

证候：胁下隐痛，绵绵不已，可向右肩背部放射，遇劳加重，口干欲饮，两目干涩，头眩目晕。舌质红，苔少或裂纹或光剥，脉细弦。

治法：养肝柔肝，利胆通络。

方药：一贯煎加减。

（2）中成药治疗

1）胆宁片：每次 5 片，每日 3 次。

2）金胆片：每次 4 片，每日 3 次。

3）消炎利胆片：每次 4 片，每日 3 次。

4）熊胆胶囊：每次 3 粒，每日 3 次。

（3）其他治疗

1）针灸：主穴取阳陵泉、胆俞、足三里。呕吐者，加内关；疼痛重者，加上脘、中脘；高热者，加曲池、内庭；黄疸者，加至阳；出现休克者，加涌泉、足三里、水沟、十宣。手法：强刺激，每日 2 次，每次留针 20～30 分钟。

2）敷贴法：芒硝 30 g，生大黄 60 g，均研细末。大蒜头 1 个，米醋适量，共捣成糊状，布包外敷于胆囊区。

2. 西医治疗

(1) 溶石疗法

1) 口服药物：应用于临床的有鹅去氧胆酸和熊去氧胆酸，溶石的疗效差(有效率为 5%～13%)，使用时间长，停药的复发率高且有一定副反应。

2) 直接接触溶石：由于该方法创伤大，有副反应，因此临床上并不推荐。

(2) 碎石治疗：通过体外震波碎石结合药物治疗对胆囊单发不大于 2 cm 结石治疗的有效率为 68%～84%；但是术后 1/3 会发生胆绞痛，2%出现胰腺炎，约 5%患者因反复发作胆绞痛而需要进行胆囊切除。

(3) 外科治疗

1) 一般认为对没有症状的患者不进行预防性胆囊切除；对反复发作的胆绞痛、胰腺炎、胆囊变、胆管炎等并发症时，应考虑进行外科治疗。

2) 外科手术分为腹腔镜下胆囊切除和开腹胆囊切除。

# 急性胆囊炎

**【定义】**

急性胆囊炎(acute cholecystitis)是由于胆囊管或胆总管的梗阻、化学性刺激和继发的细菌感染而引起的胆囊的急性炎症，主要表现为发热、右上腹痛、胆囊增大压痛，伴恶心、呕吐，白细胞升高等。85%～95%的急性胆囊炎发生于胆囊结石后。

本病属于中医学“胁痛”的范畴。

**【诊断要点】**

1. 临床表现

(1) 腹痛：本病的主要症状，发病早期腹痛可发生于中上腹部、右上腹部，以后转移至右肋缘下的胆囊区，常于饱餐或高脂饮食后突然发作，或发生于夜间。疼痛常呈持续性、膨胀样或绞痛性，可向右肩和右肩胛下区放射。患者中 2/3 可有典型胆绞痛的既往史。在老年水沟，由于对疼痛的敏感性降低，可无剧烈腹痛，甚至可无腹痛的症状。

(2) 恶心、呕吐和纳差：患者常有纳差、反射性恶心和呕吐，呕吐剧烈时，可吐出胆汁，且可引起水和电解质紊乱。呕吐后患者的腹痛不能缓解。

(3) 全身症状：大多数患者伴有 38℃左右的中度发热，当发生化脓性胆囊炎时，可有寒战、高热、烦躁、谵妄等症状，甚至可发生感染性休克。约 10%的患者因胆管开口水肿、结石，可产生轻度黄疸。

2. 体征　患者呈急性痛苦面容，呼吸表浅而不规律。严重呕吐的患者，可有失水和虚脱的征象。少数患者有轻度的巩膜和皮肤黄染。腹部查体时可见右上腹部稍膨胀，腹式呼吸减弱，右肋下胆囊区可有局限性腹肌紧张、压痛及反跳痛，墨菲征阳性。有胆囊积脓及胆囊周围脓肿者，可在右上腹部扪及包块。当腹部压痛及腹肌紧张扩展至腹部其他区域或全腹时，提示已发生胆囊穿孔、急性弥漫性腹膜炎或急性坏死型胰腺炎等并发症。

3. 辅助检查

(1) 血常规：白细胞计数升高，分类见中性粒细胞增加。

(2) 血清学检查：伴胆总管梗阻时 ALT、天冬氨酸转氨酶(AST)升高，直接胆红素、碱性磷酸酶、r-谷氨酰转肽酶升高等。

(3) 细菌学检查：可做血培养和药物敏感试验，鉴定致病菌，指导临床治疗。

(4) 超声检查：可以了解胆囊大小、形态、胆囊壁增厚等，发现胆囊内结石和胆囊颈的情况，了解胆总管的直径，间接了解胆总管的梗阻情况。

(5) 腹部 X 线检查：10%可以发现阳性结石，急性气肿性胆囊炎可以出现胆囊壁内积气，胆囊内有气液平面等。

(6) CT 和 MRI 检查：可以显示胆囊的大小、形态，胆囊壁的厚度，有无结石等。MRCP 行 T2 加权和增强扫描，可加强胆囊壁水肿和脓肿的显像。

(7) 经皮胆囊穿刺引流术(PC)：必要时可在超声或 CT 引导下行胆囊穿刺引流胆汁或脓液，并可作胆汁细菌培养，有利于疾病的诊断和治疗。

**【鉴别诊断】**

1. 西医鉴别诊断

(1) 消化性溃疡穿孔：患者多有溃疡病史，发作时疼痛难忍，查体腹部压痛、反跳痛，呈板样硬。腹部 X 线片示膈下游离气体。

(2) 急性胰腺炎：腹痛多发生在左上腹，持续性，呈束带状，伴有发热、恶心呕吐等症状，淀粉酶明显升高，超声及 CT 检查提示胰腺肿大渗出等急性胰腺炎的表现。

（3）急性阑尾炎：可以先上腹痛疼痛，但疼痛很快转移到右下腹，查体麦克伯尼点压痛。

（4）右肾结石：可以表现为右上腹部疼痛，但多伴腰痛，放射到会阴部，镜下或肉眼可有血尿，但大多没有发热。腹部X线片大多可以发现阳性结石。

（5）右侧大叶性肺炎和胸膜炎：患者也可有右上腹痛，压痛和腹壁紧张度增高而与急性胆囊炎相混。但该病早期多有高热、咳嗽、胸痛等症状，胸部检查肺呼吸音减低，可闻及啰音或胸膜摩擦音。X线、胸部CT检查有助于诊断。

（6）急性病毒性肝炎：急性重症黄疸型肝炎可有类似胆囊炎的右上腹痛和腹壁紧张度增高、发热、白细胞计数增高及黄疸。但肝炎患者常有纳差、疲乏无力、低热等前驱症状；体格检查常可发现肝区普遍触痛，白细胞一般不增加，肝功能明显异常，一般不难鉴别。

（7）心绞痛：多在劳累时出现，伴气短，一般心电图可以鉴别。

2. 中医鉴别诊断

（1）胃脘痛：胃脘痛易与胁痛混淆。因为两病证中皆有肝郁的病机。但胃脘痛病位在胃脘，兼有嗳气频作、吞酸嘈杂等胃失和降的症状。而胁痛部位在胁肋部，伴有目眩、口苦等少阳经的症状，两者有别。

（2）腹痛：腹痛指胃脘部以下，耻骨毛际以上部位发生疼痛的病证，与痛在一侧或两侧胁肋之疼痛部位不同。此外，腹痛应有大腹、小腹、少腹痛之别。胁痛有时亦可沿两侧足厥阴肝经循行部位出现少腹痛，但仍以胁肋疼痛为主。

**【治疗】**

1. 一般治疗　卧床休息、禁食，伴严重呕吐者可予胃肠减压，使胆汁分泌减少，有利于胆汁的引流。并应静脉补充水、电解质和营养。

2. 中医治疗

(1) 辨证论治

1) 肝气郁结

证候：两侧胁肋胀痛，走窜不定，甚则连及胸背部，且情志激惹则痛剧，胸闷，善太息而得嗳气稍舒，伴有纳呆，脘腹胀满。舌苔薄白，脉弦。

治法：疏肝理气。

方药：柴胡疏肝散加减。

中成药：胆乐胶囊等。

2) 瘀血阻络

证候：胁肋刺痛，痛处固定而拒按，入夜更甚，或面色晦暗。舌质紫暗，脉沉弦。

治法：活血化瘀，通络止痛。

方药：血府逐瘀汤加减。

中成药：膈下逐瘀颗粒等。

3) 湿热蕴结

证候：胁肋胀痛，触痛明显而拒按，或牵及肩背，伴有纳呆恶心、厌食油腻、口苦口干、腹胀尿少，或有黄疸。舌苔黄腻，脉弦滑。

治法：清热化湿，理气通络。

方药：龙胆泻肝汤加减。

中成药：消炎利胆片、金胆片等。

4) 肝阴不足

证候：胁肋隐痛，绵绵不已，遇劳加重，口干咽燥，心中烦热，两目干涩，头晕目眩，舌红少苔，脉弦细数。

治法：滋阴柔肝，养血通络。

方药：一贯煎加减。

中成药：六味地黄丸等。

(2) 其他疗法

1) 针灸：针刺肝俞、胆俞、神门、胆囊穴、阳陵泉、中脘、丘墟、太冲。呕吐者加内关；高热者加曲池、内庭；有黄疸的加至阳；出现休克的加涌泉、水沟、十宣。手法采用强刺激，每日 2 次，每次留针 20～30 分钟。

2）拔罐：在疼痛部位肌肉丰满处用较大口径火罐拔 5～15 分钟，如兼呕吐者，可先在鸠尾、巨阙刺络拔罐。

3. 西医治疗

（1）抗感染治疗：选择在血和胆汁中浓度较高的抗生素。常选用第三代头孢菌素和喹诺酮类等抗生素，并应根据血和胆汁细菌培养和药物敏感试验结果更换抗生素。因常伴有厌氧菌感染，故宜加用甲硝唑静脉滴注。

（2）解痉、镇痛。

（3）利胆治疗。

（4）手术治疗：经保守治疗无效者应考虑行手术治疗，对有坏疽或穿孔者应急性急诊手术治疗。无并发症的急性胆囊炎适合使用腹腔镜下胆囊切除术。对合并胆总管梗阻，可以通过 ERCP 将乳头切开取石，对肿瘤引起梗阻者可以放置支架以减压。

# 慢性胆囊炎

**【定义】**

慢性胆囊炎(chronic cholecystitis)是胆囊慢性炎症性病变，可由结石、慢性感染、化学刺激及急性胆囊炎反复迁延发作所致，临床上可表现为慢性反复发作性上腹部隐痛、消化不良症状。

本病属于中医学“胆胀”的范畴。

**【诊断要点】**

1. 临床表现　慢性胆囊炎的主要症状为反复发作性上腹部疼痛。当胆囊管或胆总管发生胆石嵌顿时，则可产生胆绞痛。可伴有反射性恶心、呕吐等症状，但发热、黄疸不常见。发作间歇可有右上腹饱胀不适或胃部灼热、嗳气、反酸、厌油腻食、纳差等胃肠道症状，于进油腻、多脂饮食后加重。

2. 体征　多无明显体征，部分患者可以有右上腹压痛或扪及肿大的胆囊。发生急性胆囊炎时可有胆囊触痛征或墨菲征阳性。

3. 辅助检查

(1) 超声检查：诊断慢性胆囊炎的最重要手段，可以显示胆囊结石，胆囊壁增厚，胆囊缩小，胆囊管嵌顿时胆囊增大。

(2) CT检查：可以显示胆囊大小、胆囊壁增厚、回声、密度增强等。

(3) 胆囊、胆道造影术：可以发现胆石、胆囊变形缩小及胆囊浓缩和收缩功能不良等慢性胆囊炎征象。

**【鉴别诊断】**

1. 西医鉴别诊断

(1) 反流性食管炎：胸骨后烧灼感或疼痛是反流性食管炎的

主要症状，部分患者同时伴上腹部隐痛或不适，胃镜检查及 24 小时食管内 pH 动态监测有重要诊断价值。

(2) 慢性胃炎及消化性溃疡：多为上腹部的隐痛与饱胀等，常无慢性胆囊炎急性发作时的右上腹绞痛。消化性溃疡的上腹部疼痛常具有节律性，疼痛与饮食关系密切。胃镜检查对慢性胃炎及消化性溃疡的诊断有重要帮助。

(3) 慢性胰腺炎：慢性胰腺炎的上腹部疼痛等症状常与慢性胆囊炎相类似(但需注意，慢性胆囊炎者有时可并存有慢性胰腺炎)。慢性胰腺炎还常有左侧腰背部的疼痛，疼痛常与体位有关。B 超、CT 或 MRI、EPCP 及胰腺外分泌功能检查等均有利于鉴别。

(4) 右侧结肠病变：升结肠或肝曲部癌变亦可引起右上腹疼痛不适，但多有大便习惯的改变。钡剂灌肠或结肠镜检查可发现肿瘤。

2. 中医鉴别诊断

(1) 胃痛：胃痛是上腹部近心窝部疼痛，任何年龄均可发病。胆胀部位在右胁部，发病年龄多在 40 岁以上。

(2) 真心痛：真心痛疼痛突发而剧烈，且在左胸前部，伴有“手足青至节”，而胆胀痛在右胁，疼痛较轻，且以胀为主。

**【治疗】**

1. 一般治疗　饮食宜节制，低脂饮食，不宜暴饮暴食，调摄情志，避免精神过度紧张或忧伤。忌烟酒。

2. 中医治疗

(1) 辨证论治

1) 肝胆郁滞

证候：右胁胀满疼痛，痛引右肩，遇怒加重，胸闷脘胀，善太息，嗳气频作，吞酸嗳腐。苔白腻，脉弦大。

治法：利胆疏肝，理气通降。

方药：柴胡疏肝散加减。

中成药：胆舒胶囊、四逆散颗粒等。

2）肝胆湿热

证候：右胁胀满疼痛，胸闷纳呆，恶心呕吐，口苦心烦，大便黏滞，或见黄疸。舌红苔黄腻，脉弦滑。

治法：清热利湿，疏肝利胆。

方药：大柴胡汤加减。

中成药：消炎利胆片等。

3）气滞血瘀

证候：右胁刺痛较剧，痛有定处而拒按，面色晦暗，口干口苦。舌质紫暗或舌边有瘀斑，脉弦细涩。

治法：疏肝理气，活血化瘀。

方药：膈下逐瘀汤加减。

中成药：血府逐瘀颗粒等。

4）肝郁脾虚

证候：右胁胀痛，倦怠乏力，情绪抑郁或烦躁易怒，腹胀，嗳气叹息，口苦，恶心呕吐，食少纳呆，大便稀溏或便秘。舌淡或暗，苔白，脉弦或细。

治法：疏肝理气，健脾助运。

方药：柴芍六君子汤加减。

中成药：逍遥丸等。

(2) 其他疗法

1）针灸

体针：取胆囊穴、阳陵泉、胆俞、太冲、内关、中脘、足三里。每次 2～3 穴，用毫针行中强刺激，每穴运针 3～5 分钟，留针 10～20 分钟，隔 5 分钟行针 1 次，每日针刺 1 次。用电针亦可。

头针：取头部胃区（以瞳孔直上的发际处为起点，向上作平行于正中线长 2 cm 直线）用毫针中度刺激，每次运针 5 分钟，留针 20～30 分钟，隔 5 分钟行针 1 次，快速捻转，每日针刺 1 次。

耳针：取肝、交感、神门等穴。每次 2～3 穴。强刺激，留针 20～30 分钟，每日 1～2 次。

点挑：取肝俞、脾俞、三焦俞、足三里、胆俞等穴。采用挑筋法或挑提法，每次取3～4穴，1～3日挑1次，5～10日为1个疗程。临床上可根据病情辨证取穴。

2）推拿疗法：患者取左侧卧位，于右侧季肋部进行摩法3～5分钟，对日月、章门、期门等穴予摩法各1分钟。取仰卧位，于上腹部及右侧季肋部予鱼际揉法或全掌揉法1分钟，对下胸部及上腹部施以分推法20～30次。再按阳陵泉、胆囊、丘墟诸穴各1分钟，以酸胀得气感为度。取俯卧位或坐位均可，用食、中指或拇指对膈俞、肝俞、胆俞等穴以指揉法1分钟。最后擦胆囊部，以热为度，搓两胁结束治疗。

3）耳穴压豆：借助探棒寻找阳性反应点，辨证分析，确定治疗方案、选穴配方，75%乙醇棉球擦洗并消毒耳郭，再次核对穴位。左手固定耳郭，右手持止血钳夹王不留行籽对准耳穴贴压，贴压时稍加用力，注意刺激的强度，使耳郭有发热、胀麻感（即得气）为度。

3. 西医治疗

（1）利胆：茴三硫等，亦可口服中药。

（2）解痉、镇痛：腹痛明显者可用抗胆碱药物解除平滑肌痉挛。

（3）溶石疗法：适用于胆固醇结石，口服熊去氧胆酸、鹅去氧胆酸溶石。

（4）抗感染：急性发作期积极进行抗感染治疗。

（5）手术治疗：有症状的，特别是反复发作的慢性胆囊炎，伴有胆石、胆囊积水或有胆囊壁钙化者，诊断一经确立，可行胆囊切除术或腹腔镜下胆囊切除术。如怀疑伴有胆总管结石，亦可作ERCP和肝胰壶腹括约肌切开取石术。

# 急性胰腺炎

**【定义】**

急性胰腺炎(acute pancreatitis，AP)是指多种病因引起的胰酶激活，继以胰腺局部炎性反应为主要特征，伴或不伴有其他器官功能改变的疾病。常见病因为胆道疾病、酗酒、暴饮暴食等。临床上分为轻型和重型，其中轻型占80%左右，预后良好；重型因局部并发症和多器官功能衰竭而致病情危重，死亡率高。

本病属于中医学“腹痛”的范畴，或命名为“脾心痛”。

**【诊断要点】**

1. 临床表现

(1) 腹痛：腹痛为急性胰腺炎的首发及主要症状。常于饱餐及饮酒后出现，多位于中上腹，其次为左上腹或右上腹。呈持续性、刀割样疼痛，可向左背部放射，蜷曲体位或前倾体位可缓解。

(2) 发热：多呈中度发热，少数高热，持续3～5天。多为胆道感染、胰腺炎症及坏死组织的吸收而引起。

(3) 恶心和呕吐：多为肠胀气、肠梗阻、腹膜炎所致。

(4) 黄疸：为胆道梗阻、胆道感染所致，也可因肝脏损害引起。

2. 体征

(1) 轻型胰腺炎：可有中上腹轻压痛，无腹膜刺激征。

(2) 重型胰腺炎：可有压痛、反跳痛、肌紧张等腹膜刺激三联征。严重病例可出现两胁部青紫色改变(Grey－Turner 征)或脐周青紫色改变(Cullen 征)。

3. 辅助检查

(1) 白细胞计数：轻型胰腺炎一般在 $10\times10^9$/L～$20\times10^9$/L；中性粒细胞明显增多，重型者超过 $20\times10^9$/L，并出现核左移。

(2) 淀粉酶：淀粉酶水平升高超过正常值 3 倍以上对于急性胰腺炎的诊断有重要意义，但淀粉酶升高水平与胰腺的坏死程度不成正比。

1) 血淀粉酶：急性胰腺炎发作后，血淀粉酶 6 小时开始升高，24 小时达最高峰，48～72 小时开始下降并逐渐恢复正常，其数值大于500 U(Somogyi)可确诊。

2) 尿淀粉酶：急性胰腺炎发作后，尿淀粉酶 12 小时开始升高，可持续 1～2 周，其数值大于 1 000 U(Somogyi)可确诊。

3) 血脂肪酶：脂肪酶对急性胰腺炎诊断的特异性强，敏感性高，起病后 24 小时即升高达峰值，持续 5～10 天才降至正常。

4) 血钙：血钙明显降低，提示胰腺有广泛脂肪坏死，如血钙小于 1.75 mmol/L，提示病情严重。

5) C 反应蛋白(CRP)：CRP 升高提示胰腺脓肿或假性囊肿形成可能。

(3) X 线检查：胸部 X 线片可发现肺及胸膜的并发症。腹部 X 线片可明确是否有肠麻痹和肠梗阻。

(4) 超声检查：超声不能对胰腺坏死做出准确判断，能显示胰腺轮廓，胰腺囊肿和胰腺脓肿，胆道结石或梗阻，腹腔渗液。

(5) CT 检查：增强 CT 检查对急性胰腺炎的诊断及分型有重要意义。根据炎症的严重程度，CT 影像可分为 A～E 级。

A 级：正常胰腺。

B 级：胰腺实质改变，包括局部或弥漫的腺体增大。

C 级：胰腺实质及周围炎症改变，胰腺周轻度渗出。

D 级：除 C 级外，胰腺周渗出显著，胰腺实质内或胰周单个液体积聚。

E 级：广泛的胰腺内、外积液，包括胰腺和脂肪坏死，胰腺脓肿。

其中，A～C级：临床上为轻型胰腺炎；D～E级：临床上为重型胰腺炎。

4. 诊断依据　具备以下3项中的2项，并排除其他急腹症后，可明确诊断：① 临床症状和体征。② 实验室检查。③ 影像学检查。重型胰腺炎评估病情严重程度最常用的有Ranson标准、APACHEⅡ评分法及CT分级。重型胰腺炎的诊断除具备急性胰腺炎的诊断外，应具备以下5项之一：① 局部并发症(胰腺坏死、假性囊肿、胰腺脓肿)。② 出现脏器衰竭。③ Ranson评分≥3。④ APACHEⅡ≥8。⑤ CT分级为D、E。

**【鉴别诊断】**

本病须就首发症状腹痛与其他疾病鉴别，如消化性溃疡、急性胆囊炎、胆石症、肠梗阻、急性阑尾炎、心绞痛、心肌梗死、宫外孕，这些疾病的腹痛性质、部位、持续时间和缓解方法与急性胰腺炎有别。通过病史、实验室检查和影像学检查可行鉴别。

**【治疗】**

1. 中医治疗

轻型胰腺炎

(1) 辨证论治

1) 肝郁化火

证候：突发的中上腹疼痛，走窜两胁、腰背，伴低热、咽干、口苦、恶心、呕吐、大便干结。舌质淡红，苔薄白或薄黄，脉弦或弦数。

治法：疏肝解郁，通腑泻火。

方药：柴胡疏肝散加减。

2) 肝胆湿热

证候：持续的腹部及两胁疼痛、阵发性加剧，恶心、呕吐、发热或寒热往来，口苦、目黄、身黄、尿黄。舌红，苔黄腻，脉弦滑或弦滑数。

治法：疏肝利胆，清热利湿。

方药：龙胆泻肝汤加减。

3）腑实热结

证候：上腹疼痛，拒按，痛如刀割，腹胀难忍，时有恶心呕吐，发热口渴，烦躁，大便秘结，小便短黄。舌质红或暗红，苔黄厚或燥，脉弦数或洪数。

治法：通腑泄热，行气导滞。

方药：柴芩承气汤加减。

（2）针刺疗法

主穴：下巨虚、内关、中脘、梁门、阳陵泉、地机等。

镇痛操作：电针刺激足三里、三阴交。频率等幅 2/15 Hz。

止吐操作：平补平泻中等强度刺激公孙、太冲。

（3）其他疗法

1）中药保留灌肠：根据临床辨证用药煎剂，保留灌肠，每日2～3次，每次 200 mL，酌加芒硝。

2）中药外敷：六合丹（大黄、黄柏、白及、薄荷叶、白芷、乌梅肉、蜂蜜）外敷于上腹部及腰胁部。

3）物理疗法：肠麻痹较明显者可运用超声电导；高脂血症胰腺炎可运用光电治疗仪；胰周炎性渗出较多者可运用极超短波治疗仪等物理治疗手段。

重型胰腺炎

（1）辨证论治

1）结胸里实

证候：寒热往来、胸胁苦满，漠漠不欲饮，心烦喜呕等与痞满燥实坚。舌质红或暗红，苔黄厚或燥，脉弦数或洪数。

治法：通里攻下、理气开郁、活血化瘀。

方药：大承气汤加减。

2）热毒炽盛

证候：脘腹胀满、腹胀拒按，高热、口渴，头痛，肌肤发斑。舌绛苔黄，脉数。

治法：清热解毒、活血化瘀、通里攻下。

方药：清胰汤或清胰承气汤加减。

3）气阴两虚

证候：神疲乏力，气短懒言，咽干口燥，烦渴欲饮，午后颧红，小便短少。舌体瘦薄，苔少而干，脉虚数。

治法：益气养阴。

方药：八珍汤加减。

(2) 针灸治疗

主穴：足三里、下巨虚、内关、中脘、梁门、阳陵泉、地枢、脾俞、胃俞等。

止呕操作：加天突。

缓解腹胀操作：加上巨虚。

(3) 其他疗法：参考"轻型胰腺炎"。

2. 西医治疗

(1) 内科治疗

1）抑制胰酶分泌

禁食及胃肠减压：至腹痛消失、发热减退、白细胞及血淀粉酶基本正常。

胆碱能受体阻断剂：山莨菪碱(654－2)。

抑制胃酸分泌：$H_2$受体阻滞剂、质子泵抑制剂，通过减少胃酸而抑制胰液分泌。

生长抑素及其类似物：生长抑素 14 肽（施他宁）首剂 250 μg 静脉注射，维持 250 μg 每小时静脉滴注，持续 5～7 天；生长抑素 8 肽（奥曲肽）首剂 100 μg 静脉注射，维持每小时 25～50 μg 静脉滴注，持续 5～7 天。

2）抑制胰酶活性：抑肽酶 10 万 U，每日 2 次，静脉滴注 5～7 天。甲磺酸加贝酯 100 mg，每日 3 次，滴速按 1 mg/Kg/h，不超过 2.5 mg/Kg/h 静脉滴注。用药期间注意皮疹及过敏性休克。

3）镇痛与镇静：镇痛用 654－2 或哌替啶（杜冷丁）肌内注射，

忌用吗啡。镇静用地西泮肌内注射或静脉注射。

4）抗生素：若并发感染，可使用抗生素或预防性使用抗生素。选用对革兰阴性菌和厌氧菌较敏感的抗生素，如喹诺酮类、三代头孢菌素类、氨基糖苷类合用甲硝唑。

5）维持水、电解质及酸碱平衡：每日补液量约 3 000 mL。

6）营养支持：早期以完全胃肠外营养（TPN）为主；恢复肠道功能后，可考虑肠内营养，可采用清流质逐渐过渡到普通饮食。重型胰腺炎患者，病情稳定后应尽早给予空肠营养（超过十二指肠悬韧带 30 cm 以上）。

7）内镜治疗：胆源性胰腺炎可行内镜下括约肌切开术（EST）及鼻胆管引流。

8）治疗并发症：针对重型胰腺炎患者的应激性溃疡、消化道出血、ARDS、肾衰竭等常见并发症，予以及时处理。

（2）外科治疗：重型胰腺炎经内科保守治疗病情无好转或恶化，应及时手术治疗。手术治疗的适应证：① 胆源性胰腺炎。② 胰腺坏死感染或包裹性坏死感染。③ 腹腔间隔是综合征。④ 胰瘘或假性囊肿。

**【预后】**

轻型胰腺炎预后良好。重型胰腺炎死亡率可达 20%～30%。

# 慢性胰腺炎

【定义】

慢性胰腺炎(chronic pancreatitis, CP)是因各种因素致胰腺组织和胰腺功能持续性损害。胰腺可有不同程度的腺泡萎缩或胰管畸形,有部分或广泛的胰腺纤维化或钙化,有轻重不一的胰腺外分泌或内分泌功能障碍。

本病属于中医学"腹痛""胃脘痛""泄泻"等范畴。

【诊断要点】

1. 临床表现　慢性胰腺炎典型病例可出现五联征:腹痛、胰腺钙化、胰腺假性囊肿、脂肪泻及糖尿病。

(1) 腹痛:最突出的症状。初为间歇性,后转为持续性腹痛,性质可为隐痛、钝痛、钻痛,甚至剧痛,多位于中上腹可偏左或偏右,可放射至后背、两肋部。患者取坐位,膝屈曲位时疼痛可有所缓解;躺下或进食时疼痛加剧。

(2) 胰腺功能不全的表现:慢性胰腺炎的后期,可出现吸收不良综合征和糖尿病的表现。由于胰腺外分泌功能障碍引起腹胀、食欲减退、恶心、嗳气、厌食油腻、乏力、消瘦、腹泻,甚至脂肪泻。常伴有维生素 A、维生素 D、维生素 E、维生素 K 缺乏症,如夜盲症、皮肤粗糙、肌肉无力和出血倾向等。约半数的慢性胰腺炎患者可因胰腺内分泌功能不全发生糖尿病。

2. 体征　腹部压痛与腹痛不相称,多数仅有轻度压痛。当并发假性囊肿时,腹部可扪及表面光整的包块。当胰头肿大和纤维化肿块及胰腺囊肿压迫胆总管,可出现黄疸。少数患者可出现腹水和胸水、消化性溃疡和上消化道出血等。

3. 辅助检查

(1) 胰腺外分泌功能试验

1) 直接刺激试验：胰泌素可刺激胰腺腺泡分泌胰液和碳酸氢钠。静脉注射胰泌素 1U/kg，其后收集十二指肠内容物，测定胰液分泌量及碳酸氢钠浓度。慢性胰腺炎患者 80 分钟内胰液分泌小于2 mL/kg（正常大于 2 mL/kg），碳酸氢钠浓度小于 90 mmol/L（正常大于90 mmol/L）。

2) 间接刺激试验(lundh test)：餐后十二指肠液中胰蛋白酶浓度小于 6IU/L 为胰功能不全。

3) 尿 BT－PABA 试验：全称为尿苯甲酰-酪氨酸-对氨基苯甲酸酪氨酸-对氨基苯甲酸试验。检查前 3 天禁用胰酶、磺胺类、维生素 $B_2$ 等对试验有影响药物，检查当天禁食，口服 BT－PABA，同时饮水，收集此后 6 小时全部尿液，测定尿中 PABA 含量。正常范围为 63%～74%。临床判断尿 BT－PABA 试验，6 小时尿 PABA 排出率在 60%以上为正常，50%～60%可怀疑异常，50%以下为异常。该诊断特异性不强，临床诊断价值有限。

4) 血 BT－PABA 试验：全称为血苯甲酰-酪氨酸-对氨基苯甲酸酪氨酸-对氨基苯甲酸试验，该试验不受肾功能影响。方法是口服 PABA 1 g，同时口服试餐（含脱脂奶粉 32.5 g，糖 17.5 g 和适量水），服药后 2 小时或 3 小时抽血分离血浆，测定其中 PABA 含量，若其含量小于 20 μmol/L 时有一定临床意义，但特异性不强，临床诊断价值有限。

(2) 胰腺内分泌功能试验

1) 血清胆囊收缩素(CCK)：正常为 30～300 pg/mL，慢性胰腺炎可高达 8 000 pg/mL，与胰外分泌减少，对 CCK 的反馈抑制作用减弱有关。

2) 血浆胰多肽(PP)：主要由胰腺 PP 细胞分泌，空腹血浓度正常为 8～313pmol/L，餐后血浆中其浓度迅速增高，而慢性胰腺炎患者血浆胰多肽明显下降。

3）空腹血浆胰岛素水平：慢性胰腺炎患者空腹血浆胰岛素水平大多正常，口服葡萄糖、甲苯磺丁脲（D860）或静脉滴注胰高血糖素后血浆胰岛素不上升者，反映胰腺内胰岛素储备减少。

（3）吸收功能试验——粪便（72 小时）脂肪检查：慢性胰腺炎患者因胰酶分泌不足，粪便中性脂肪、肌纤维和氮含量增高。予 80 g脂肪的食物后，72 小时粪便的脂肪排泄量，正常人平均应<每日 6 g。

（4）腹部 X 线检查：可在第 1～3 腰椎左侧见胰腺区钙化或结石。

（5）超声检查：可发现胰腺有无囊肿、钙化，胰管有无狭窄、扩张及结石。

（6）CT 检查：可显示胰腺边缘不清、体积增大或缩小、密度降低、钙化/结石影及假性囊肿等。

（7）ERCP 检查：是诊断慢性胰腺炎的影像学金标准，可发现胰管有无变形、扭曲、狭窄或扩张、结石及囊肿等。

（8）MRCP 检查：可显示胆管有无狭窄、扩张、胰管有无狭窄、扭曲、扩张或不规则呈串珠状。

（9）EUS 检查：不仅能显示主胰管异常、胰管结石和（或）钙化灶，而且对 CP 炎性假瘤也有很高的诊断符合率。其诊断 CP 的敏感性和特异性均大于 85%，其阳性预测值（PPV）为 94%，阴性预测值（NPV）为 75%，经 EUS 行细针穿刺细胞学检查，不仅提高其敏感性和特异性而且 PPV 和 NPV 也提高为 96%和 100%。

4. 诊断依据　具备下列任何一项或一项以上者可诊断为 CP：① 直接刺激实验阳性。② ERCP 显示有胰管改变。③ 提示胰腺钙化的影像学改变。④ 提示 CP 的 EUS 异常。⑤ 组织学检查提示 CP 特征。



**【鉴别诊断】**

本病需与胰腺癌、消化性溃疡、胆道感染、小肠吸收不良综合征等相鉴别。特别需要与胰腺癌相鉴别。通过验血查 CA199 等肿瘤指标，再结合影像学检查及经实时超声或 EUS 细针穿刺活检来综合判定。

【治疗】

1. 中医治疗

(1) 辨证论治

1) 寒实结滞

证候：病程较长，多见于老年体弱者，或复发性慢性胰腺炎患者。症见腹痛拒按，得温则减，胁下胀满、纳差，呕逆，面色晦暗少华。舌质淡，苔薄白，脉弦紧，便秘。

治法：温胰散寒，导滞止痛。

方药：温脾汤加减。

2) 热实结滞

证候：腹痛拒按、痛连胁背、脘腹胀满，恶心嗳气，口干口苦，大便不通。苔黄腻，脉滑数。

治法：清热通腑，理气导滞。

方药：大柴胡汤合小承气汤加减。

3) 脾胃虚弱

证候：症见倦怠乏力、纳差，脘腹胀满肠鸣，纳谷不化，稍进油腻则大便次数明显增加，面色萎黄，消瘦，大便溏薄。舌苔厚腻，脉缓或虚弱。

治法：健脾理气。

方药：参苓白术散或香砂六君子汤加减。

4) 肝气郁滞

证候：脘腹胀满，一侧或者双侧胁痛拒按，疼痛多与情志不畅相关，恼怒常使病情加重，嗳气、矢气痛减。患者喜怒、纳呆，大便或干或溏。舌暗苔薄，脉弦、细或兼涩、数。本型发病与情志不遂、饮食不节有关。

治法：疏肝解郁，理气止痛。

方药：柴胡疏肝散加减。

5）肝胆湿热

证候：症见胁肋灼痛胀痛，或胁下有痞块按之疼痛，发热，恶心，厌食油腻，身重倦怠或黄疸，大便或闭或溏。舌红，苔黄腻，脉弦数或弦滑。

治法：疏肝利胆，清热利湿。

方药：龙胆泻肝汤加减。

6）气滞血瘀

证候：胸胁腹部疼痛，痛处不移，拒按，痛如针刺，上腹部扪及包块，压痛明显，面色淡白或晦滞，身倦乏力，气少懒言。舌淡暗或有紫斑，脉沉涩。

治法：活血化瘀，理气止痛。

方药：膈下逐瘀汤加减。

（2）针灸治疗

主穴：足三里、内关、下巨虚、中脘、内关、阳陵泉、脾俞、胃俞等。

2. 西医治疗

（1）病因治疗：去除病因，如戒酒。积极治疗胆道疾病。

（2）对症治疗

腹痛：胰酶制剂替代治疗有一定止痛作用；止痛药尽量先用小剂量非成瘾性镇痛药，对顽固性疼痛进行腹腔神经丛阻滞或内脏神经切除术。

胰腺外分泌功能不全症状：可用足量的胰酶制剂替代；为减少胃酸影响胰酶活性，可用抗酸药或 $H_2$ 受体拮抗剂抑制胃酸分泌，但应注意其不良反应。

糖尿病：给予胰岛素治疗。营养不良者应注意补充营养、脂溶性维生素及维生素 $B_{12}$、叶酸、铁剂、钙剂及多种微量元素。严重吸收不良应考虑要素饮食或全胃肠外营养。

（3）内镜治疗：内镜下胰管扩张和胰管支架植入术，内镜下胰管括约肌切开术(endoscopic pancreatic sphincterotomy，EPS)可有效解除胰管梗阻，取出胰管结石等；超声内镜引导下腹腔干神经节阻滞可有效的缓解疼痛。

(4) 手术治疗

手术适应证：① 内科治疗不能缓解腹痛。② 合并胰腺脓肿或胰腺假性囊肿者。③ 不能排除胰腺癌者。④ 瘘管形成者。⑤ 胰腺肿大压迫胆总管引起阻塞性黄疸者。⑥ 有脾静脉血栓形成和门静脉高压引起出血者。

手术方式：① 胰切除术。② 胰管减压及引流术。③ 迷走神经、腹腔神经节切除术。④ 针对胆道疾病和门静脉高压的手术，手术的目的是减轻疼痛，促进胰液流向肠道，预防门静脉高压的并发症。

# 胰 腺 癌

【定义】

胰腺癌(pancreatic carcinoma)是一种恶性程度很高，诊断和治疗都很困难的消化道恶性肿瘤，约90%为起源于腺管上皮的导管腺癌。其发病率和死亡率近年来明显上升。5年生存率小于1%，是预后最差的恶性肿瘤之一。胰腺癌早期的确诊率不高，手术死亡率较高，而治愈率很低。

本病属于中医学“徵瘕”“积聚”“腹痛”等范畴。

【诊断要点】

1. 临床表现　胰腺癌的临床症状取决于癌的部位、胆管或胰管梗阻情况、胰腺破坏程度及转移等情况。起病隐匿，早期无特殊表现，患者诉上腹不适，食欲减退，乏力等，数月后出现明显症状时，病程多已进入晚期。整个病程短、病情发展快、迅速恶化。

(1) 腹痛：多数患者有腹痛并常为首发症状，早期腹痛较轻或部位不清，以后逐渐加重且腹痛部位相对固定。典型的胰腺癌腹痛：① 位于中上腹深处，胰头癌略偏右，体尾癌则偏左。② 常为持续性进行性加剧的钝痛或钻痛，可有阵发性绞痛，餐后加剧，用解痉止痛药难以奏效，常需用麻醉药，甚至成瘾。③ 夜间和(或)仰卧与脊柱伸展时加剧，俯卧、蹲位、弯腰坐位或蜷膝侧卧位可使腹痛减轻。④ 腹痛剧烈者常有持续腰背部剧痛。

(2) 黄疸：是胰头部癌的突出症状，病程中约90%出现黄疸，但以黄疸为首发症状者不多。黄疸可在腹痛时或疼痛发生后不久出现。大多数病例的黄疸因胰头癌压迫或浸润胆总管引起，少数由于胰体尾癌转移至肝内或肝(胆)总管淋巴结所致。黄疸的特征为肝外阻塞性黄疸,持续进行性加深,伴皮肤瘙痒,尿色如浓茶,粪便呈陶土色。

(3) 体重减轻:90%的患者有迅速而明显的体重减轻,其中部分患者可不伴腹痛和黄疸。晚期常呈恶病质状态。消瘦原因包括癌的消耗、纳差、焦虑、失眠、消化和吸收功能障碍等。

(4) 其他症状:胰腺癌有不同程度的各种消化道症状,最常见的是纳差和消化不良,与胆总管下端和胰腺导管被肿瘤阻塞,胆汁和胰液不能进入十二指肠有关。患者常有恶心、呕吐与腹胀。因胰腺外分泌功能不全,可致腹泻。脂肪泻多是晚期表现。多数患者有持续或间歇性低热。有精神忧郁、焦虑、个性改变等精神症状,可能与腹痛、失眠有关。可出现胰源性糖尿病或原有糖尿病加重。有时出现血栓性静脉炎的表现。

2. 体征　早期一般无明显体征,典型胰腺癌可见消瘦,上腹压痛和黄疸。出现黄疸时,常因胆汁淤积而有肝大,其质硬、表面光滑。可扪及囊状、无压痛、表面光滑并可推移的肿大胆囊,称库瓦西耶征,是诊断胰腺癌的重要体征。胰腺肿块多见于上腹部,呈结节状或硬块,肿块可以是肿瘤本身,也可是腹腔内转移的淋巴结。部分胰体尾癌压迫脾动脉或主动脉时,可在左上腹或脐周听到血管杂音。

3. 辅助检查

(1) 血液、尿、粪检查:① 肝功能:黄疸时血清胆红素升高,以结合胆红素为主。ALT 及胆管酶(ALP、GGT)可轻度至中度增高。② 淀粉酶和脂肪酶:胰管梗阻或并发胰腺炎时,血清淀粉酶和脂肪酶可升高。③ 血糖及尿糖:葡萄糖耐量不正常或有高血糖和糖尿。④ 尿、粪:重度黄疸时尿胆红素阳性,尿胆原阴性,粪便可呈灰白色,粪胆原减少或消失。有吸收不良时粪便中可见脂肪滴。

(2) 肿瘤标志物检测:目前认为糖抗原 CA19－9 联合监测可

提高对于胰腺癌诊断的特异性与准确性。从粪便、血液、胰液中突变K-ras基因检测为胰腺癌的诊断提供了新的辅助性检查手段，但其临床价值仍有待进一步研究与证实。

(3) B超检查：首选筛查方法。B超对晚期胰腺癌的诊断阳性率可达90%，可显示大于2 cm的胰腺肿瘤。

(4) ERCP检查：除能直接观察十二指肠和壶腹有无癌肿浸润情况外，插管造影可显示胰胆管受压以及主胰管充盈缺损、移位、瘤腔形成，胰管阻塞、突然变细或中断，断端变钝或呈鼠尾状、杯口状，狭窄处管壁僵硬、不规则的部位和范围等。诊断正确率可达90%。

(5) MRCP检查：一种无创性、无需造影剂即可显示胰胆系统的检查手段，显示主胰管与胆总管病变的效果基本与ERCP相同。

(6) 经皮肝穿刺胆道造影(PTC)检查：ERCP插管失败或胆总管下段梗阻不能插管时，可以通过PTC显示胆管系统。胰头癌累及胆总管，引起胆总管梗阻、扩张和阻塞，梗阻处可见偏心性压迫性狭窄。

(7) CT检查：显示大于2 cm的肿瘤，可见胰腺形态变异、局限性肿大、胰周脂肪消失、胰管扩张或狭窄、大血管受压、淋巴结或肝转移等，诊断准确率可达80%以上。

(8) 选择性动脉造影：经腹腔动脉做肠系膜上动脉、肝动脉、脾动脉选择性动脉造影，对显示胰体尾癌可能比B超和CT检查更有效。其显示胰腺肿块和血管推压移位征象，对于小胰癌(小于2 cm)诊断准确性可达88%。

(9) 超声内镜检查(EUS)：超声胃镜在胃内检查，可见胃后壁外有局限性低回声区，凹凸不规整的边缘，内部回声的不均匀，通过细针穿刺活检(FNA)可明确诊断。

4. 诊断依据　本病的诊断通过临床表现、实验室检查及影像学检查可确诊。早期诊断困难，晚期诊断并不困难，绝大多数已丧失手术的时机。临床中，对40岁以上近期出现下列临床表现时应重视：① 持续性上腹不适，进餐后加重伴食欲下降。② 不能解释的进行性消瘦。③ 不能解释的糖尿病或糖尿病突然加重。④ 多发性深静脉血栓或游走性静脉炎。⑤ 有胰腺癌家族史、大量吸烟、慢性胰腺炎者应密切随访检查。

**【鉴别诊断】**

胰腺癌应与慢性胰腺炎、壶腹癌、胆囊癌、胆管癌等病进行鉴别。通过肿瘤标志物、细胞学、影像学等检查可以鉴别。

**【治疗】**

1. 中医治疗

（1）辨证论治

1）湿热蕴结

证候：上腹部胀满不适或胀痛，纳差，同时可有发热，口苦口干，大便干燥或闭结，或黄疸，小便短赤。舌质红或淡，苔黄腻，脉细弦。

治法：清热化湿。

方药：三仁汤加减。

2）热毒壅盛

证候：右胁疼痛，恶心、纳差，口苦，口干，大便干燥或闭结，小便短赤。舌质红或红绛，苔黄或腻，脉弦或弦滑数。

治法：清热解毒。

方药：大柴胡汤或黄连解毒汤加减。

3）湿阻中焦

证候：恶心、纳差，口淡乏味，大便溏薄。舌质淡，苔白腻，脉濡或细。

治法：燥湿健脾。

方药：二陈汤或平胃散加减。

4）阴虚内热

证候：烦热口干，低热盗汗，形体消瘦，或鼻衄齿衄。舌红少苔或光剥有裂纹，脉细弦数或细涩。

治法：养阴保津。

方药：一贯煎或玉女煎加减。

5）气血两虚

证候：动则气促，纳少腹胀，面色萎黄或淡白无华，大便溏薄，小便清长。舌淡苔白，脉细弱。

治法：益气补血。

方药：八珍汤或归脾汤加减。

6）随症加减

黄疸：加茵陈、青蒿、栀子等。

腹痛：加玄胡、木香、八月札、香附、枸杞等。

痞块：加壁虎、干蟾皮、蜂房、山慈菇、浙贝母、藤梨根等。

出血：加三七、茜草、蒲黄、白茅根、大蓟、小蓟等。

便秘：加大黄、虎杖、全瓜蒌等。

腹泻：加防风、土茯苓等。

厌食：加神曲、山楂、鸡内金、莱菔子等。

腹水：加车前子、大腹皮、泽泻、猪苓等。

血瘀：加三七、红藤、虎杖等。

（2）辨证选择口服中成药：消癌平片、华蟾素片、八宝丹、西黄丸（胶囊）、平消胶囊（片）等，根据病情选择应用。

（3）辨证选择静脉中药注射液：消癌平注射液、鸦胆子注射液、华蟾素注射液、康莱特注射液、复方苦参注射液等，结合病情选择应用。

（4）外治法：根据病情选择敷贴疗法、中药泡洗、中药熏洗治疗等外治法。

（5）针灸治疗：根据病情及临床实际应用可选择应用体针、头针、电针、耳针、腕踝针、眼针、灸法、穴位注射、穴位埋线和拔罐等方法。

推荐取穴：

主穴：胰腺俞（经外奇穴）、三焦俞（背俞穴）。

配穴：足三里（足阳明经下合穴）、阳陵泉（足少阳经下合穴）、阿是穴、尺泽、天枢、内庭、公孙、三阴交、胆俞、胃俞、中脘等。

2. 西医治疗

（1）手术治疗：手术是唯一可能根治的方法。手术方式包括胰头十二指肠切除术、扩大胰头十二指肠切除术、保留幽门的胰十二指肠切除术、全胰腺切除术等。但因胰腺癌的早期诊断困难，手术切除率低，术后5年生存率也低。

（2）姑息治疗：对于梗阻性黄疸，可行胆囊空肠吻合术，ERCP支架植入术等来解除梗阻；无条件者可做外瘘（胆囊造瘘或胆管外引流）。

（3）综合治疗：迄今仍无一种高效和可完全应用的综合治疗方案。目前的综合治疗仍然是以外科治疗为主，放、化疗为辅。

1）放疗：胰腺癌是对放疗敏感性较低的肿瘤。

2）化疗：晚期患者采用插管的方法在胰腺供应的动脉内灌注吉西他滨，可使症状改善。

（4）对症支持治疗：因胰腺外分泌功能不全，出现脂肪泻者，可于餐中服用胰酶制剂以帮助消化。顽固性腹痛，可给予镇痛药，包括阿片类镇痛剂；必要时可用50％乙醇或神经麻醉剂作腹腔神经丛注射或行交感神经节阻滞疗法，腹腔神经切除术；也可硬膜外应用麻醉药缓解腹痛。加强营养及对症支持治疗。

# 方剂索引

## 一　画

一贯煎(《续名医类案》)：生地黄、当归、北沙参、麦冬、枸杞、川楝子。

## 二　画

二陈平胃散(《症因脉治》)：半夏、茯苓、陈皮、甘草、苍术、厚朴。

二陈汤(《太平惠民和剂局方》)：半夏、陈皮、茯苓、甘草。

十灰散(《十药神书》)：大蓟炭、小蓟炭、侧柏炭、荷叶炭、茜草炭、栀子炭、茅根炭、大黄炭、丹皮炭、棕榈炭。

丁香柿蒂汤(《症因脉治》)：丁香、柿蒂、人参、生姜。

八珍汤(《正体类要》)：当归、川芎、熟地黄、白芍、人参、白术、茯苓、甘草。

## 三　画

三仁汤(《温病条辨》)：杏仁、薏苡仁、白蔻仁、半夏、厚朴、竹叶、滑石、通草。

大分清饮(《景岳全书》)：茯苓、泽泻、木通、猪苓、栀子、枳壳、车前子。

大承气汤(《伤寒论》)：大黄、枳实、芒硝、厚朴。

大茵陈汤(《备急千金要方》)：茵陈、黄柏、大黄、白术、黄芩、瓜蒌根、甘草、茯苓、前胡、枳实、栀子。

大柴胡汤(《伤寒论》)：柴胡、白芍、枳壳、大黄、黄芩、半夏、生姜、大枣。

大黄附子汤(《金匮要略》)：附子、大黄、细辛。

大黄蛰虫丸(《金匮要略》)：熟大黄、土鳖虫、水蛭、蛴螬、干漆、桃仁、苦杏仁、黄芩、地黄、白芍、甘草。

小半夏加茯苓汤(《金匮要略》)：半夏、生姜、茯苓。

小建中汤(《伤寒论》)：饴糖、桂枝、芍药、生姜、大枣、炙甘草。

小承气汤(《伤寒论》)：大黄、枳实、厚朴。

千金犀角散(《张氏医通》)：犀角、羚羊角、前胡、栀子、黄芩、射干、大黄、升麻、豆豉。

## 四　画

五苓散(《伤寒论》)：桂枝、白术、茯苓、猪苓、泽泻。

五磨饮子(《医便》)：乌药、沉香、槟榔、枳实、木香。

少腹逐瘀汤(《医林改错》)：小茴香、干姜、延胡索、没药、当归、川芎、肉桂、蒲黄、五灵脂、赤芍。

中满分消丸(《兰室秘藏》)：党参、白术、茯苓、甘草、陈皮、半夏、砂仁、枳实、厚朴、猪苓、泽泻、黄芩、黄连、知母、姜黄。

升阳除湿汤(《兰室秘藏》)：当归、独活、蔓荆子、防风、炙甘草、升麻、藁本、柴胡、羌活、苍术、黄芪。

化肝煎(《景岳全书》)：青皮、陈皮、芍药、贝母、牡丹皮、栀子、泽泻。

化积丸(《杂病源流犀烛》)：三棱、莪术、阿魏、海浮石、香附、雄黄、槟榔、苏木、瓦楞子、五灵脂。

丹参饮(《时方歌括》)：丹参、砂仁、檀香。

丹栀逍遥散(《内科摘要》)：牡丹皮、栀子、柴胡、当归、白芍、白术、茯苓、甘草、煨姜、薄荷。

乌梅丸(《伤寒论》)：乌梅、细辛、干姜、黄连、当归、附子、花椒、桂枝、人参、黄柏。

六君子汤(《医学正传》):人参、白术、茯苓、半夏、陈皮、甘草。

六磨汤(《世医得效方》):木香、乌药、沉香、大黄、槟榔、枳实。

## 五　画

玉女煎(《景岳全书》):生石膏、熟地黄、知母、麦冬、牛膝。

正气天香散(《玉机微义》):乌药、香附、陈皮、紫苏叶、干姜。

甘露消毒丹(《医效秘传》):滑石、茵陈、黄芩、石菖蒲、木通、川贝母、射干、连翘、白豆蔻、藿香、薄荷。

左金丸(《景岳全书》):黄连、吴茱萸。

右归丸(《景岳全书》):熟地黄、山药、山茱萸、枸杞、菟丝子、鹿胶、肉桂、杜仲、当归、附子。

龙胆泻肝汤(《医方集解》):龙胆草、黄芩、栀子、泽泻、木通、车前子、当归、生地黄、柴胡、甘草。

平胃散《简要济众方》:苍术、厚朴、陈皮、甘草。

归脾汤(《妇人良方》):党参、生黄芪、白术、甘草、当归、茯神、龙眼、酸枣仁、远志、木香。

四君子汤(《太平惠明和剂局方》):人参、白术、茯苓、炙甘草。

四逆散(《伤寒论》):柴胡、白芍、枳壳、甘草。

四神丸(《内科摘要》):补骨脂、肉豆蔻、吴茱萸、五味子。

失笑散(《太平惠民和剂局方》):生蒲黄、五灵脂。

半夏泻心汤(《伤寒论》):半夏、黄芩、黄连、干姜、人参、甘草、大枣。

半夏厚朴汤(《金匮要略》):半夏、厚朴、茯苓、紫苏、生姜。

## 六　画

地榆散(《验方》):地榆、茜草、栀子、黄芩、黄连、茯苓。

地榆散(《普济方》):何首乌、肉桂、地榆、白芷。

地榆散(《太平圣惠方》):地榆、茜根、栀子、黄芩、黄连、犀角屑。

芍药甘草汤(《伤寒论》):白芍、炙甘草。

当归补血汤(《内外伤辨惑论》):黄芪、当归。

竹叶石膏汤(《伤寒论》):竹叶、石膏、人参、麦冬、半夏、甘草、粳米。

血府逐瘀汤(《医林改错》):桃仁、红花、当归、赤芍、川芎、生地黄、桔梗、柴胡、枳壳、牛膝、甘草。

红藤肠安汤(经验方):红藤、生地黄、枳壳、木香、黄连、黄芩、败酱草。

## 七　画

麦门冬汤(《金匮要略》):半夏、麦冬、甘草、人参、粳米、大枣。

杞菊地黄汤(《医宗金鉴》):枸杞、菊花、熟地黄、山茱萸、牡丹皮、山药、茯苓、泽泻。

连朴饮(《霍乱论》):黄连、厚朴、淡豆豉、石菖蒲、芦根、焦栀子、半夏。

吴茱萸汤(《伤寒论》):吴茱萸、人参、生姜、大枣。

利膈化痰丸(《丹溪心法》):胆南星、蛤粉、半夏、瓜蒌仁、贝母、香附。

沙参麦冬汤(《温病条辨》):北沙参、玉竹、甘草、桑叶、白扁豆、天花粉、麦冬。

良附丸(《良方集腋》):高良姜、香附。

启膈散(《医学心悟》):沙参、茯苓、丹参、川贝母、郁金、砂仁、荷叶蒂、杵头糠。

补中益气汤(《内外伤辨惑论》):人参、黄芪、白术、柴胡、升麻、当归、炙甘草、陈皮。

补气运脾汤(《证治准绳》):人参、黄芪、白术、茯苓、甘草、陈皮、砂仁。

附子理中丸(《太平惠民和剂局方》):附子、人参、干姜、白术、甘草。

附子理中汤(《三因极-病证方论》)：附子、人参、干姜、白术、甘草。

## 八　画

肾气丸(《金匮要略》)：熟地黄、山药、山茱萸、牡丹皮、泽泻、茯苓、桂枝、炮附片。

知柏地黄丸(《医方考》)：熟地黄、山茱萸、山药、泽泻、牡丹皮、茯苓、知母、黄柏。

金铃子散(《太平圣惠方》)：川楝子、延胡索。

泻心汤(《金匮要略》)：黄芩、黄连、大黄。

参苓白术散(《太平惠民和剂局方》)：人参、白术、茯苓、山药、莲肉、白扁豆、薏苡仁、砂仁、桔梗、甘草。

## 九　画

茵陈五苓散(《金匮要略》)：茵陈、茯苓、泽泻、猪苓、白术、桂枝。

茵陈术附汤(《医学心悟》)：茵陈、附子、白术、干姜、炙甘草、肉桂。

茵陈龙胆汤(经验方)：茵陈、黄芩、栀子、升麻、大黄、龙胆草、枳实、柴胡。

茵陈蒿汤(《伤寒论》)：茵陈、生大黄、栀子。

枳实导滞丸(《内外伤辨惑论》)：大黄、枳实、神曲、茯苓、黄芩、黄连、白术、泽泻。

厚朴三物汤(《金匮要略》)：厚朴、大黄、枳实。

胃苓汤(《世医得效方》)：苍术、厚朴、陈皮、炙甘草、生姜、大枣、桂枝、白术、泽泻、茯苓、猪苓。

胃癌方(《湖北中医杂志》)：旋覆花、半夏、炙甘草、代赭石、党参、黄芪、白术、姜汁、梨汁、甘蔗汁、韭菜汁、牛乳、半枝莲、半边莲、藤梨根、煅瓦楞。

香苏散(《太平惠民和剂局方》)：香附、紫苏叶、陈皮、甘草。

香砂六君子汤(《古今名医方论》)：人参、白术、茯苓、甘草、陈皮、半夏、砂仁、木香。

香砂枳术丸(《摄生秘剖》)：白术、枳实、木香、砂仁。

复元活血汤(《医学发明》)：柴胡、天花粉、当归、红花、甘草、炮穿山甲、酒大黄、酒桃仁。

保和丸(《丹溪心法》)：山楂、神曲、莱菔子、陈皮、半夏、茯苓、连翘。

济川煎(《景岳全书》)：肉苁蓉、牛膝、当归、升麻、泽泻、枳壳。

## 十　画

桃仁承气汤(《奇效良方》)：桃仁、芒硝、大黄、甘草。

桃红四物汤(《医宗金鉴》)：当归、熟地黄、川芎、白芍、桃仁、红花。

桃红饮(《类证治裁》)：桃仁、红花、川芎、当归尾、威灵仙。

柴芍六君子汤(《医宗金鉴》)：柴胡、芍药、钓藤钩、人参、白术、茯苓、半夏、陈皮、炙甘草。

柴芩承气汤(《急腹症方药新解》)：金银藤、蒲公英、柴胡、黄芩、青香藤、川楝子、陈皮、大黄、芒硝。

柴胡疏肝散(《景岳全书》)：柴胡、香附、枳壳、白芍、陈皮、川芎、甘草。

逍遥散(《太平惠民和剂局方》)：柴胡、当归、白芍、白术、茯苓、炙甘草。

加味逍遥散(《外科大成》)：当归、白芍、白术、茯苓、柴胡、薄荷、甘草、牡丹皮、香附。

健脾丸(《证治准绳》)：白术、木香、黄连、甘草、茯苓、人参、焦神曲、陈皮、砂仁、麦芽、山楂、山药、煨肉豆蔻。

益胃汤(《温病条辨》)：生地黄、麦冬、沙参、玉竹、冰糖。

益胃汤(《脾胃论》)：黄芪、甘草、半夏、黄芩、柴胡、人参、益智仁、白术、苍术、当归尾、陈皮、升麻。

润肠丸(《脾胃论》)：大黄、当归尾、羌活、桃仁、麻子仁。

调气平胃汤(《仁术便览》)：白豆蔻、丁香、檀香、木香、藿香、甘草、砂仁、苍术。

通幽汤(《兰室秘藏》)：生地黄、熟地黄、桃仁、红花、当归、炙甘草、升麻。

## 十 一 画

理中丸(《伤寒论》)：人参、白术、干姜、炙甘草。

黄土汤(《金匮要略》)：灶心土、地黄、白术、附子、黄芩、甘草。

黄芪汤(《金匮翼》)：黄芪、麻仁、陈皮、蜂蜜。

黄芪建中汤(《金匮要略》)：饴糖、桂枝、芍药、生姜、大枣、黄芪、甘草。

黄连香薷饮(《丹溪心法》)：黄连、香茹、扁豆、厚朴、金银花、车前子、滑石、甘草。

黄连温胆汤《六因条辨》：黄连、竹茹、枳实、半夏、陈皮、甘草、茯苓。

黄连解毒汤(《外台秘要》)：栀子、黄连、黄芩、黄柏。

猪苓汤(《伤寒论》)：泽泻、茯苓、猪苓、滑石、阿胶。

麻子仁丸(《伤寒论》)：麻子仁、芍药、枳实、大黄、厚朴、杏仁。

旋覆代赭汤(《伤寒论》)：旋覆花、代赭石、人参、生姜、甘草、大枣、半夏。

清胰汤(《外伤科学》)：柴胡、黄芩、胡黄连、厚朴、枳壳、木香、生大黄、芒硝。

清胰承气汤(《中医杂志》)：生大黄、芒硝、枳实、厚朴、柴胡、木香、川楝子、白芍、延胡索、黄芩、胡黄连。

## 十 二 画

葛根芩连汤(《伤寒论》)：葛根、黄芩、黄连、甘草。

痛泻要方(《景岳全书》)：白芍、白术、陈皮、防风。

温胆汤(《三因极-病证方论》)：半夏、竹茹、枳壳、陈皮、甘草、茯苓。

温脾汤(《备急千金要方》)：附子、大黄、芒硝、当归、干姜、人参、甘草。

滋水清肝饮(《医宗己任编》)：熟地黄、山茱萸、茯苓、当归、山药、牡丹皮、泽泻、白芍、柴胡、栀子、酸枣仁。

## 十 三 画

槐角丸(《太平惠民和剂局方》)：槐角、地榆炭、黄芩、枳壳、当归、防风。

新加黄龙汤(《温病条辨》)：生地黄、甘草、人参、生大黄、芒硝、玄参、麦冬、当归、海参、姜汁。

## 十 四 画

膈下逐瘀汤(《医林改错》)：五灵脂、当归、川芎、桃仁、牡丹皮、赤芍、乌药、延胡索、甘草、香附、红花、枳壳。

## 十 五 画

增液汤(《温病条辨》)：玄参、麦冬、生地黄。

## 十 九 画

藿香正气散(《太平惠民和剂局方》)：大腹皮、白芷、紫苏、茯苓、白术、半夏曲、陈皮、厚朴、桔梗、藿香、甘草。

鳖甲煎丸(《金匮要略》)：鳖甲、射干、黄芩、柴胡、鼠妇虫、干姜、大黄、白芍、桂枝、葶苈子、石韦、厚朴、牡丹皮、瞿麦、凌霄花、半夏、人参、土鳖虫、阿胶珠、制蜂房、硝石、蜣螂、桃仁。